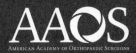

AAOS
AMERICAN ACADEMY OF ORTHOPAEDIC SURGEONS

MW01168454

Primeros auxilios, RCP y DEA ESTÁNDAR

OCTAVA EDICIÓN

Médicos redactores

Alton L. Thygerson, EdD, FAWM

Steven M. Thygerson, PhD, MSPH, CIH

Justin S. Thygerson, PhD, CSP

Médicos editores

Alfonso Mejia, MD, MPH, FAAOS

Howard K. Mell, MD, MPH, FACEP

Bob Elling, MPA, EMT-P

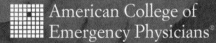

American College of Emergency Physicians®

ADVANCING EMERGENCY CARE

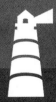

JONES & BARTLETT
LEARNING

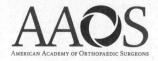

AMERICAN ACADEMY OF ORTHOPAEDIC SURGEONS

Sede central
Jones & Bartlett Learning
25 Mall Road
Burlington, MA 01803
978-443-5000
info@jblearning.com
www.jblearning.com
www.psglearning.com

Créditos editoriales:
Directora comercial: Anna Salt Troise, MBA
Director editorial: Hans J. Koelsch, PhD
Directora editorial principal: Lisa Claxton Moore
Editor principal: Steven Kellert

Junta directiva, 2020-2021
Presidente: Joseph A. Bosco, III, MD, FAAOS
Vicepresidente primero: Daniel K. Guy, MD, FAAOS
Vicepresidente segundo: Felix H. Savoie, III, MD, FAAOS
Tesorero: Alan S. Hilibrand, MD, MBA, FAAOS
Presidenta anterior: Kristy L. Weber, MD, FAAOS
Presidente de la Junta de Consejeros: Thomas S. Muzzonigro, MD, FAAOS
Presidente electo de la Junta de Consejeros: Wayne A. Johnson, MD, FAAOS
Secretaria de la Junta de Consejeros: Claudette M. Lajam, MD, FAAOS

Presidente del Consejo de Sociedades Especializadas: C. Craig Satterlee, MD, FAAOS
Presidente electo del Consejo de Sociedades Especializadas: Kevin D. Plancher, MD, MPH, MS, FAAOS
Secretaria del Consejo de Sociedades Especializadas: Alexandra E. Page, MD, FAAOS
Miembro lego: James J. Balaschak
Miembros en general:
   Matthew P. Abdel, MD, FAAOS
   James R. Ficke, MD, FAAOS
   Rachel Y. Goldstein, MD, MPH, FAAOS
   Alexander Vaccaro, MD, MBA, PhD, FAAOS
Director general (ex officio): Thomas E. Arend, Jr., Esq., CAE

Créditos

Imagen de portada (página de título, introducción de la sección, introducción del capítulo): © Chatrawee Wiratgasem/Shutterstock

6048

25 24 23 22   10 9 8 7 6 5 4 3 2

Resumen del contenido

Contenido

Técnicas

Bienvenido al Instituto de Seguridad y Atención de Emergencias

Bienvenido al Instituto de Seguridad y Atención de Emergencias (ECSI, por sus siglas en inglés), presentado por la Academia Estadounidense de Cirujanos de Ortopedia (AAOS, por sus siglas en inglés) y el Colegio Americano de Médicos de Emergencias (ACEP, por sus siglas en inglés).

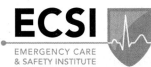

ECSI es una organización reconocida a nivel internacional que brinda capacitación y certificaciones que cumplen con los requisitos relacionados con el trabajo según lo establecido por las autoridades reguladoras, como la Administración de Salud y Seguridad Ocupacional (OSHA), la Comisión Conjunta y las oficinas estatales de Servicios Médicos de Emergencia (SEM), Educación, Transporte y Salud. Nuestros cursos se imparten en una variedad de sectores y mercados en todo el mundo, como colegios y universidades, empresas e industrias, gobiernos, organismos de seguridad pública, hospitales, empresas privadas de capacitación y sistemas de escuelas secundarias.

Los programas de ECSI se ofrecen en asociación con AAOS y ACEP. AAOS, la asociación médica de especialistas musculoesqueléticos más grande del mundo, es conocida como el nombre original en las publicaciones de SEM, que publicó el primer libro de SEM en 1971, y ACEP es ampliamente reconocida como la primera referencia en la medicina de emergencia.

Catálogo de los cursos de ECSI

Quienes buscan capacitaciones en ECSI pueden elegir entre varios cursos tradicionales presenciales o cursos alternativos en línea, como:

- Soporte vital cardíaco avanzado (ACLS)
- Soporte vital básico y reanimación cardiopulmonar (niveles lego y proveedor de atención médica)
- Patógenos transmitidos por la sangre y el aire
- Primeros auxilios (estándar, avanzado, pediátrico, para mascotas, deportistas)

ECSI ofrece una amplia variedad de libros de texto, materiales de apoyo para instructores y estudiantes, y tecnología interactiva, lo que incluye los cursos en línea. Los manuales para estudiantes de ECSI son el núcleo de un sistema integrado de enseñanza y aprendizaje que ofrece recursos para brindar un mejor apoyo a los instructores y capacitar a los estudiantes. Los materiales complementarios para instructores proporcionan herramientas útiles, prácticas y que permiten ahorrar tiempo, como diapositivas en PowerPoint, videos de demostración de técnicas y recursos de aprendizaje a distancia basados en la web. Los recursos tecnológicos proporcionan ejercicios interactivos y simulaciones para ayudar a los estudiantes a estar preparados para cualquier emergencia.

Los documentos que certifiquen el reconocimiento de ECSI de la finalización satisfactoria del curso se entregarán a quienes cumplan los requisitos del curso. El reconocimiento por escrito de la finalización satisfactoria del curso tomado por un participante se proporciona en forma de una tarjeta de finalización del curso, emitida por ECSI.

¡Visite www.ECSInstitute.org hoy mismo!

Prefacio

Actualizaciones de las pautas y la pandemia de COVID-19, 2020

Este libro supera los requisitos de las Pautas de Atención Cardiovascular de Emergencia (ACE) de 2020 de la Asociación Americana del Corazón (AHA, por sus siglas en inglés) y del Consenso sobre Ciencias y Recomendaciones de Tratamiento (CoSTR) del Comité de Unificación Internacional en Resucitación (ILCOR, por sus siglas en inglés) de 2020. En este momento, nos encontramos en mitad de un evento que se tiene lugar cada 100 años: la pandemia de COVID-19. Estas actualizaciones se realizaron teniendo en cuenta la pandemia.

Si bien es posible que seamos más consciente que nunca de la importancia del uso de equipo de protección personal (EPP) durante el tratamiento de primeros auxilios, los lectores aún notarán alguna variabilidad a lo largo del libro con respecto al EPP que usan los proveedores de primeros auxilios al atender a personas lesionadas o enfermas. Es posible que también cuestionen la inclusión de habilidades y técnicas que se desaconsejan en el contexto de la pandemia por COVID-19.

A lo largo del texto, hemos intentado aplicar los mejores conocimientos y prácticas actuales disponibles. Sin embargo, esa ciencia está en continuo desarrollo, y haremos todo lo posible para presentar material complementario que refleje los conocimientos más actualizados.

Mascarillas faciales

Antes de 2020, el nivel de EPP comúnmente utilizado por los proveedores de primeros auxilios durante el tratamiento de primeros auxilios incluía guantes desechables cuando era posible. En este momento, las mascarillas faciales son parte del equipo estándar en todos los encuentros interpersonales, no solo durante el tratamiento de primeros auxilios. Las pautas de distanciamiento social exigen el uso de mascarilla en público. Las personas sin síntomas aún pueden estar infectadas con el virus y, por lo tanto, transmitirlo a otras personas. Pedir que todos usen una mascarilla durante el tratamiento de primeros auxilios puede hacer que la interacción sea más segura.

Arte y fotos

Revisar las ilustraciones y las imágenes incluidas a lo largo del libro ha sido un gran desafío. La organización de las sesiones de fotos se ha visto drásticamente obstaculizada por las restricciones de distanciamiento social establecidas. Por este motivo, nos aseguramos de que los proveedores de primeros auxilios y otras partes relevantes llevaran mascarillas faciales y protección ocular adecuada en todas las imágenes nuevas que se tomaron para este libro. Sin embargo, no nos fue posible actualizar todas las fotos para reflejar las nuevas pautas en la práctica. Ciertamente, esperamos que, al momento de publicar la próxima edición, nuestro conocimiento de las mejores prácticas con respecto al EPP sea más estático y exista más coherencia en el EPP utilizado en las imágenes a lo largo del libro.

Reanimación cardiopulmonar

Este libro revisado incluye el dispositivo de protección para la reanimación cardiopulmonar con respiración boca a boca (RCP) y el dispositivo de barrera para boca para RCP. Estas técnicas siguen siendo competencias clave para el proveedor de primeros auxilios cuya pareja o familiar, por ejemplo, ha tenido un paro cardíaco repentino. Este libro también incluye la cobertura para la reanimación cardiopulmonar solo con las manos para los casos en que el proveedor de primeros auxilios no puede o no está dispuesto a proporcionar respiraciones de rescate. En medio de la pandemia de COVID-19, ILCOR recomienda que los proveedores de primeros auxilios legos consideren hacer RCP y desfibrilación solo con las manos para tratar a personas que no son familiares del proveedor, y que consideren hacer respiraciones de rescate y compresiones torácicas en el caso de bebés y niños.

Agradecimientos

Los médicos redactores y editores, Jones & Bartlett Learning Public Safety Group, la Academia Americana de Cirujanos de Ortopedia (AAOS) y el Colegio Americano de Médicos de Emergencias (ACEP) desean agradecer a todos los revisores que generosamente ofrecieron su tiempo, experiencia y talento para la realización de esta octava edición.

Revisores

Ken Bartz, AEMT
Coordinador de instructores de SEM
Southwest Wisconsin Technical College
Fennimore, Wisconsin

Kent Courtney
Paramédico, bombero, técnico en rescate, educador
Essential Safety Training and Consulting
Lake Montezuma, Arizona

Chance Cummings
Teniente, paramédico, oficial de enlace de SEM
Departamento de Bomberos de Starkville
Starkville, Misisipi

James W. Fogal, NRP, MA
Universidad de Auburn
Auburn, Alabama

Fidel O. Garcia
Paramédico
Professional EMS Education
Grand Junction, Colorado

Michele M. Hoffman, MS, Ed, RN, NREMT
Departamento de Bomberos del Condado de James City
Williamsburg, Virginia

Benjamin McKenna, MA
Coordinador de CTC de AHA
Universidad de Alabama del Sur
Mobile, Alabama

Gregory S. Neiman, MS, NRP, NCEE
Enlace de SEM
Virginia Commonwealth University Health
Richmond, Virginia

William H. Turner, MS, NRP, EMSI
Profesor asistente, Director de Tecnología Médica de Emergencia
Universidad Estatal de Shawnee
Portsmouth, Ohio

Josh Weiner, NRP, FP-C
Minneapolis, Minnesota

Raymond C. Whatley Jr., MBA, NRP, CEM
Programa de servicios de salud de emergencia
Universidad George Washington
Washington, Distrito de Columbia

Christopher C. Williams, PhD, NRP
SEM del condado de Guilford
Greensboro, Carolina del Norte

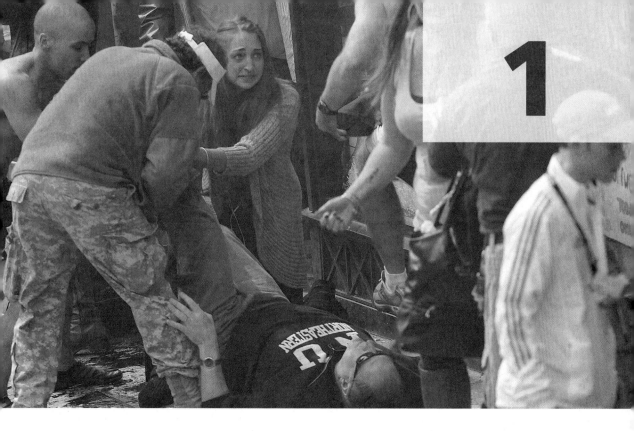

Su función como proveedor de primeros auxilios

Información sobre lesiones y enfermedades

La mayoría de las lesiones y enfermedades repentinas no ocasionan la muerte, sino que requieren hospitalización, atención en una sala de emergencias o en un consultorio médico, o el tratamiento brindado por un proveedor de primeros auxilios. De hecho, la Organización Mundial de la Salud señala que en los países de altos ingresos, por cada persona que muere a causa de una lesión, se hospitalizan decenas de personas y cientos reciben tratamiento en salas de emergencias, e incluso más son atendidas en otros centros de salud y por proveedores de primeros auxilios.

La pirámide de lesiones, que se muestra en la **FIGURA 1-1**, ayuda a ilustrar la distribución de la gravedad de las lesiones.

RESUMEN DEL CAPÍTULO

> Información sobre lesiones y enfermedades

> La importancia de los primeros auxilios

> Decidirse a ayudar

> Comunicar con calma

> Brindar atención competente

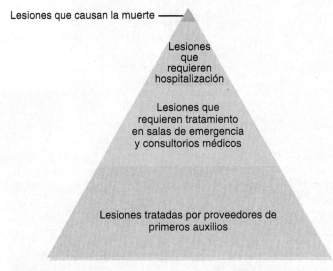

FIGURA 1-1 La pirámide de lesiones.
© Jones & Bartlett Learning.

La parte superior de la pirámide representa las muertes causadas por lesiones. Si bien las muertes por lesiones son menores en número que otros tipos de lesiones, son más visibles debido a que se consideran de interés periodístico y, a menudo, se muestran en la televisión, las redes sociales y los periódicos. La segunda categoría corresponde a las lesiones graves que requieren hospitalización u ocasionan una discapacidad. Después de las lesiones graves se ubican las lesiones menos graves, que son las que requieren atención en salas de emergencias y las que se tratan en centros de salud básicos. Por último, en la base de la pirámide se ubican las lesiones que no requieren atención médica y que, en cambio, son atendidas por un proveedor de primeros auxilios.

La importancia de los primeros auxilios

Es mejor saber primeros auxilios y no necesitarlos que necesitarlos y no saber nada al respecto. Todos deberíamos poder prestar primeros auxilios, ya que, eventualmente, la mayoría de las personas se encontrará en una situación que requiera saber primeros auxilios para otra persona o para ellas mismas. En la última guía del Comité de Enlace Internacional sobre Reanimación (ILCOR, por sus siglas en inglés), el Grupo de Trabajo de Primeros Auxilios define los primeros auxilios como las conductas de ayuda y la atención inicial brindada para el tratamiento de una lesión o una enfermedad aguda. De acuerdo con esta guía, los objetivos del proveedor de primeros auxilios incluyen "preservar la vida, aliviar el sufrimiento, prevenir más afecciones o lesiones y facilitar la recuperación".

La Administración de Salud y Seguridad Ocupacional (OSHA) proporciona cinco criterios que se utilizan para distinguir los primeros auxilios del tratamiento médico:

1. Los primeros auxilios se suelen prestar después de que ocurre una lesión o enfermedad y en el lugar donde ocurrió la lesión o enfermedad (por ejemplo, el lugar de trabajo).
2. Por lo general, los primeros auxilios consisten en un tratamiento que se brinda una sola vez o a corto plazo.
3. Los tratamientos de primeros auxilios suelen ser simples y requieren poca o nula tecnología.

4. Los primeros auxilios pueden ser prestados por personas con escasa capacitación (aparte de la capacitación en primeros auxilios) e incluso por la persona lesionada o enferma.
5. Los primeros auxilios suelen brindarse para evitar que la enfermedad empeore mientras la persona lesionada o enferma espera recibir tratamiento médico.

La mayoría de las lesiones y enfermedades repentinas no requieren esfuerzos dirigidos a salvar la vida. A lo largo de su vida, la mayoría de las personas rara vez, o quizá nunca, verán una situación que implique riesgo de muerte fuera de un centro médico. Salvar vidas es importante, pero los proveedores de primeros auxilios suelen proporcionar atención inicial en situaciones menos graves. Si no se tratan debidamente, estas situaciones menos graves pueden convertirse en algo más importante. Como tales, estas habilidades requieren atención durante la capacitación en primeros auxilios. La función del proveedor de primeros auxilios incluye cinco pasos, que se abordan en el **DIAGRAMA DE FLUJO 1-1**.

Los primeros auxilios, que incluyen el cuidado personal, pueden ser iniciados por cualquier persona en cualquier situación, pero deben basarse en evidencia médica y científica o en el consenso de expertos. Las competencias en primeros auxilios incluyen:

- Reconocer, evaluar y priorizar la necesidad de los primeros auxilios (**FIGURA 1-2**)
- Brindar atención mediante la aplicación de conductas, habilidades y conocimientos adecuados
- Reconocer las limitaciones y buscar atención adicional si es necesario

Los primeros auxilios no reemplazan la atención médica profesional, que puede ser necesaria para el tratamiento de lesiones y enfermedades más importantes. Afortunadamente, en muchos casos, no se requiere atención médica profesional, y la persona enferma o lesionada se recupera de manera segura.

Decidirse a ayudar

En algún momento, todos tendremos que decidir si ayudar o no otra persona. A menos que la decisión de actuar en una emergencia se considere con suficiente antelación a una emergencia real, es casi seguro que los diversos obstáculos que hacen que ayudar sea difícil o desagradable le impidan actuar. Una gran estrategia que utilizan las personas para evitar actuar es negarse (ya sea de forma consciente o inconsciente) a reconocer la emergencia. Muchas emergencias no se asemejan a las que se retratan en televisión, y las dudas que se presentan ante una emergencia real pueden hacer que las personas eviten reconocer la emergencia.

Es más probable que una persona se involucre de inmediato en una emergencia si previamente consideró la posibilidad de ayudar a otros. Por lo tanto, el mejor momento para tomar la decisión de ayudar es antes de que se presente una emergencia. Decidirse a ayudar es una actitud que tiene que ver con las emergencias y con la capacidad personal para hacerles frente. Es una actitud que toma tiempo desarrollar y que se ve afectada por una serie de factores. Para desarrollar dicha actitud de ayuda, las personas deben:

- Comprender la importancia de ayudar a una persona lesionada o con una enfermedad repentina.
- Sentirse seguras al ayudar a alguien que sufre una lesión grave o una enfermedad repentina, incluso si hay otra persona presente.
- Estar dispuestas a tomarse el tiempo para ayudar.
- Ser capaces de poner en perspectiva los riesgos potenciales de ayudar.
- Sentirse cómodas de tomar el control, si es necesario, en una situación de emergencia. Esto se logra ejercitando de manera continua las habilidades de la capacitación y adquiriendo experiencia, ya sea real o simulada.
- Sentirse cómodas al ver a una persona que sangra, vomita o que parece muerta.

Las personas siempre pueden encontrar excusas para no ayudar en situaciones de emergencia. La TABLA 1-1 describe algunas excusas y proporciona argumentos en su contra.

Diagrama de flujo 1-1 La Función del Proveedor de Primeros Auxilios

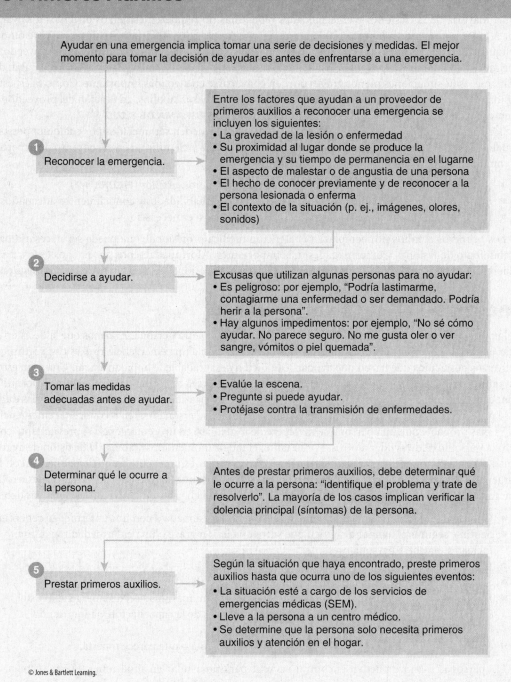

Ayudar en una emergencia implica tomar una serie de decisiones y medidas. El mejor momento para tomar la decisión de ayudar es antes de enfrentarse a una emergencia.

1 Reconocer la emergencia.

Entre los factores que ayudan a un proveedor de primeros auxilios a reconocer una emergencia se incluyen los siguientes:
• La gravedad de la lesión o enfermedad
• Su proximidad al lugar donde se produce la emergencia y su tiempo de permanencia en el lugarne
• El aspecto de malestar o de angustia de una persona
• El hecho de conocer previamente y de reconocer a la persona lesionada o enferma
• El contexto de la situación (p. ej., imágenes, olores, sonidos)

2 Decidirse a ayudar.

Excusas que utilizan algunas personas para no ayudar:
• Es peligroso: por ejemplo, "Podría lastimarme, contagiarme una enfermedad o ser demandado. Podría herir a la persona".
• Hay algunos impedimentos: por ejemplo, "No sé cómo ayudar. No parece seguro. No me gusta oler o ver sangre, vómitos o piel quemada".

3 Tomar las medidas adecuadas antes de ayudar.

• Evalúe la escena.
• Pregunte si puede ayudar.
• Protéjase contra la transmisión de enfermedades.

4 Determinar qué le ocurre a la persona.

Antes de prestar primeros auxilios, debe determinar qué le ocurre a la persona: "identifique el problema y trate de resolverlo". La mayoría de los casos implican verificar la dolencia principal (síntomas) de la persona.

5 Prestar primeros auxilios.

Según la situación que haya encontrado, preste primeros auxilios hasta que ocurra uno de los siguientes eventos:
• La situación esté a cargo de los servicios de emergencias médicas (SEM).
• Lleve a la persona a un centro médico.
• Se determine que la persona solo necesita primeros auxilios y atención en el hogar.

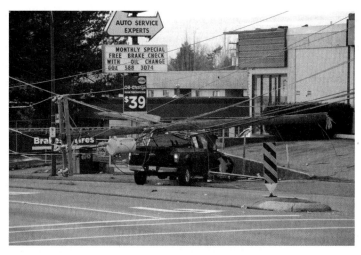

FIGURA 1-2 El primer paso para prestar primeros auxilios es reconocer que existe una emergencia.
Cortesía de Shane MacKichan.

TABLA 1-1 Excusas comunes para no ayudar durante una emergencia

Excusa	Argumento en contra
"Si ayudo, podría morir o resultar herido".	No se trata de cambiar una vida por otra. Cualquier intento de rescate debe ser lo más seguro posible para reducir los riesgos para los rescatistas. A veces, la decisión más inteligente es pedirles ayuda a personas más capacitadas y evitar que otras personas también se lesionen.
"Si ayudo, podrían demandarme".	Las acciones judiciales contra los proveedores de primeros auxilios son raras y, si ocurren, pocas veces tienen éxito. Las leyes del Buen Samaritano ofrecen protección contra las denuncias por conducta indebida.
"Si ayudo, podría contraer una enfermedad".	El uso de equipo de protección personal (como el uso de guantes de exploración médica sin látex y protectores faciales) puede reducir el riesgo de transmisión de enfermedades.
"No puedo ayudar porque me resulta incómodo ver sangre o vómitos".	Decirse a sí mismo: "Si no ayudo, nadie más lo hará" brinda la fortaleza necesaria para ayudar a otra persona. Además, cerrar los ojos y respirar profundo varias veces puede ayudar a continuar brindando atención.
"Si ayudo, podría causar más daño a la persona lesionada o enferma".	Si ha recibido la capacitación adecuada, es mejor hacer algo que no hacer nada.
"No estoy lo suficientemente capacitado para ayudar".	Muchas personas no saben cómo ayudar (p. ej., no saben cómo hacer reanimación cardiopulmonar [RCP], aplicar un torniquete, o no conocen las técnicas necesarias de rescate y primeros auxilios). Si una persona carece de las habilidades y conocimientos necesarios, puede ayudar llamando al número de emergencia local y siguiendo las instrucciones del operador.
"La situación no es grave porque nadie más está ayudando".	Nunca suponga que una situación no es grave. Espere a recibir la confirmación de que todo está bien antes de decidir no ayudar. Si reconoce que se requieren primeros auxilios, ayude.
"Alguien más está ayudando, así que no es necesario que haga algo".	Si alguien ya está brindando primeros auxilios, al menos confirme que, si fuera necesario, hayan llamado al número de emergencia local o a otro número de emergencia. Además, pregunte cómo puede ayudar.

Comunicarse con calma

Como proveedor de primeros auxilios, debe brindar tranquilidad y confianza a la persona a la que está ayudando. Reducir la ansiedad puede aliviar el dolor y la gravedad de las lesiones, ya que disminuyen la tensión y los espasmos musculares.

Utilice las siguientes pautas para establecer una relación con una persona lesionada o enferma que responde a los estímulos:

- Llame a la persona por su nombre mientras le brinda primeros auxilios.
- Las primeras palabras que le diga a la persona son muy importantes, ya que establecen el tono de su interacción.
- Evite hacer comentarios negativos que puedan causarle más angustia y ansiedad a la persona.
- No haga preguntas innecesarias, a menos que contribuya al tratamiento o que la persona tenga necesidad de hablar.
- Responda de manera realista las preguntas de la persona, pero intente ser positivo. No haga promesas que no pueda cumplir. Por ejemplo, en lugar de decir: "No va a sentir dolor", diga: "Lo peor ya pasó".
- No niegue lo que es obvio. Por ejemplo, en lugar de decir: "No hay ningún problema", diga: "Tuvo una fuerte caída y tal vez no se sienta bien, pero vamos a ayudarlo".
- Hable de la situación de la persona con calma y honestidad. Explíquele lo que está haciendo y por qué lo está haciendo.
- Anime a la persona a expresar sus emociones. Escúchela sin juzgarla.
- Es normal que la persona llore o se ría. Hágaselo saber si considera que la persona siente vergüenza por tener estas reacciones.

Brindar atención competente

Los primeros auxilios no reemplazan la atención médica profesional. En la mayoría de los casos, no se requiere atención médica profesional y, cuando se brindan los primeros auxilios adecuados, la persona enferma o lesionada se recupera de manera segura.

Los primeros auxilios especializados pueden significar la diferencia entre la vida y la muerte, entre una recuperación rápida y una hospitalización prolongada, o entre una discapacidad temporal y una permanente.

Cuando se enfrenta a situaciones que implican un riesgo de muerte, debe aceptar que, desafortunadamente, no puede salvar a todos. Hay sucesos trágicos (por ejemplo, choques de vehículos, caídas, intoxicaciones por inhalar monóxido de carbono). Algunas lesiones y enfermedades son mortales, independientemente de los esfuerzos al brindar primeros auxilios o del acceso inmediato a un hospital. Muchas veces, el reconocimiento de una emergencia se dilata porque no se pueden reconocer los síntomas básicos; por ejemplo, una persona que tiene un ataque cardíaco puede pasar horas sin buscar ayuda después de la aparición de los síntomas. Muchas personas deberían saber primeros auxilios y procedimientos de atención de emergencia.

Salvar vidas es importante, pero los proveedores de primeros auxilios suelen proporcionar atención inicial en situaciones menos graves. Sin embargo, si no se tratan debidamente, las situaciones menos graves pueden convertirse en algo más importante.

El nivel de atención necesario de un proveedor de primeros auxilios se conoce como el **estándar de atención**. Un proveedor de primeros auxilios no puede brindar el mismo nivel de atención que un médico o un técnico de emergencias médicas. Para cumplir con el estándar de atención, la persona que brinda primeros auxilios debe: (1) hacer lo que se espera de alguien con capacitación y experiencia en primeros auxilios, trabajando en condiciones similares, y (2) tratar a la persona de la mejor manera posible. Si los primeros auxilios que proporciona no están al nivel del estándar esperado, es posible que deba responder por sus acciones.

La medicina cambia constantemente en función de las últimas investigaciones científicas. Los proveedores de primeros auxilios deben repasar periódicamente su capacitación y sus conocimientos debido a los cambios de las guías nacionales y estatales. Las personas que se capacitaron hace décadas o que recuerdan un remedio casero podrían utilizar procedimientos de primeros auxilios obsoletos o no probados. Algunos ejemplos de procedimientos de primeros auxilios obsoletos que no deben usarse incluyen los siguientes:

- Colocar manteca en una quemadura
- Dar jarabe de ipecacuana en caso de ingestión de un veneno
- Succionar una mordedura producida por una serpiente venenosa
- Colocar un objeto entre los dientes de una persona con convulsiones para evitar que la persona se muerda la lengua
- Usar puntos de presión para controlar una hemorragia

Es posible que estas personas no conozcan algunos de los procedimientos más actuales que se enseñan a los socorristas:

- Aplicar un torniquete
- Colocar un vendaje hemostático
- Guardar los dientes que haya perdido una persona
- Dejar expuesta una herida abierta en el pecho, sin vendarla o cerrarla
- Inyectar una dosis de epinefrina en caso de una reacción alérgica grave
- Indicarle a una persona con niveles bajos de azúcar en sangre cómo usar glucosa por vía oral
- Sugerirle a una persona que ha tenido un ataque cardíaco cuándo tiene que tomar una aspirina
- Conocer un método para detectar un accidente cerebrovascular
- Conocer la posición de recuperación en decúbito lateral en la que se debe colocar a una persona que no reacciona y que respira normalmente
- Saber cómo evitar un desmayo
- Administrar naloxona en caso de sobredosis de opioides

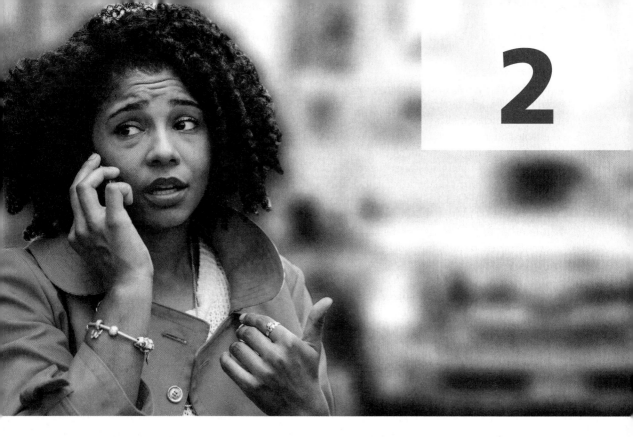

Medidas a tomar antes de ayudar

Introducción

Es posible que crea que la parte más importante de prestar primeros auxilios es atender a una persona que ha sufrido una lesión o una enfermedad repentina. Sin embargo, el paso anterior a ese, es decir, evaluar la escena y descubrir cómo puede ayudar, es igual de importante. Cuando vea que hay una emergencia o que alguien está lesionado, hay varias cosas que deberá considerar antes de decidir prestar primeros auxilios. Las medidas iniciales que puede tomar incluyen:

1. *Evaluar la escena.*
   - ¿Se observan riesgos graves?
   - ¿Cuántas personas necesitan primeros auxilios?
   - ¿Qué le(s) puede haber ocurrido a la(s) persona(s)?
   - ¿Qué sucedió?
   - ¿Hay otras personas presentes que puedan ayudar?

2. *Preguntar si puede ayudar.*
3. *Solicitar atención médica profesional si es necesario.* Dependiendo de la gravedad de la lesión o enfermedad y de las circunstancias, llame al número de emergencia local para solicitar servicios de emergencias médicas (SEM), o lleve a la persona a un hospital. Si se encuentra en un establecimiento comercial, otra opción es comunicarse con el equipo de respuesta ante emergencias o con el personal de seguridad del establecimiento. Es posible que decida solicitar atención médica profesional de inmediato si se encuentra con una persona con una afección grave o después de haber visto lo que ocurrió y haberle brindado primeros auxilios a la persona. Si tiene un teléfono móvil, es posible que pueda solicitar atención médica profesional y atender a la persona al mismo tiempo.
4. *Prevenir la transmisión de enfermedades.* Evite el contacto con sangre y otros fluidos corporales usando equipo de protección personal (EPP). Los guantes desechables, que generalmente puede encontrar en los botiquines de primeros auxilios, son los EPP más comunes. (**TÉCNICA 2-1**). Los EPP menos utilizados o disponibles incluyen máscaras respiratorias de reanimación cardiopulmonar (RCP) con válvula unidireccional y protección ocular, como gafas o protectores faciales, que protegen contra la pulverización o salpicaduras de sangre u otros fluidos corporales. Las mascarillas de salud pública y el lavado de manos también son eficaces para prevenir la transmisión de enfermedades.

Nota: Todas las situaciones son diferentes. Dependiendo de la relación que tenga con la persona lesionada (por ejemplo, cónyuge, hijo), es posible que no necesite usar EPP si conoce sus antecedentes de salud.

Técnica 2-1 Cómo quitarse los guantes

Nota: **NO** toque la parte exterior de los guantes con la mano descubierta.

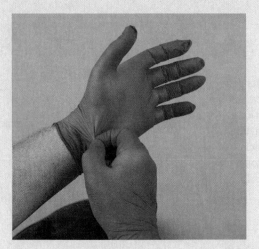

1 Comience quitando un guante. Tome el guante a la altura de la muñeca.

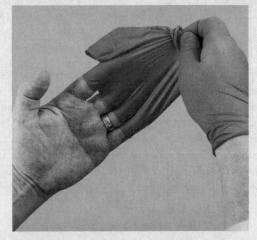

2 Quítese el guante suavemente, dándolo vuelta mientras se lo quita con la mano que aún tiene el guante.

Técnica 2-1 Cómo quitarse los guantes   *(continúa)*

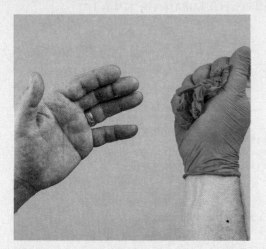

3 Cuando se lo haya quitado, sosténgalo en la mano que aún tiene el guante.

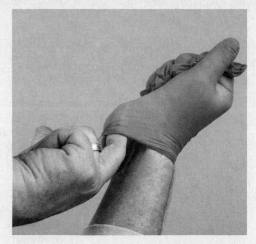

4 Para quitarse el segundo guante, deslice dos dedos de la mano sin guante dentro del segundo guante a la altura de la muñeca.

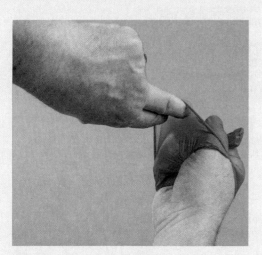

5 Estire el guante con cuidado y quíteselo suavemente, dándolo vuelta. El primer guante quedará dentro del segundo guante.

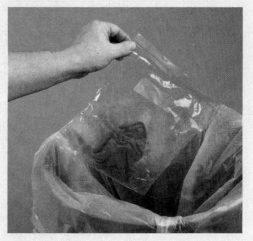

6 Si es posible, deseche los guantes en un contenedor de residuos biológicos o en una bolsa de plástico sellada. Si no hay un contenedor a disposición, tírelos a la basura. Lávese las manos con jabón y agua corriente. Si no hay agua y jabón a disposición, use un desinfectante de manos a base de alcohol.

Evaluación de la escena

La evaluación de la escena se realiza cada vez que se responde a una emergencia. Mientras se acerca a la escena, hágase una serie de preguntas, como se muestra en el **DIAGRAMA DE FLUJO 2-1**.

Diagrama de flujo 2-1 Evaluación de la Escena

¿Se observan riesgos graves?
Si es así, manténgase alejado y llame
al número de emergencia local loantes posible.

¿Cuántas personas están involucradas?
La mayoría de las escenas de emergencia
involucran a una sola persona.

¿Qué ocurre?
Mientras se acerca, forme rápidamente una primera
impresión de la persona:
  1. ¿Está lesionada o enferma?
  2. ¿Está consciente o inconsciente?
  3. ¿Respira con normalidad? ¿Puede hablar?
  4. ¿Tiene una hemorragia grave?

¿Qué sucedió?
Busque pistas sobre lo que pudo haber causado
la lesión o sobre el tipo de enfermedad.

¿Hay otras personas presentes que puedan ayudar?
Las personas presentes pueden ayudarlo de las
siguientes maneras:
  • Contándole lo que sucedió.
  • Llamando al número de emergencia local mientras
  usted ayuda a la persona. Dependiendo de su
  relación con la persona, las demás personas
  presentes podrían (a) proporcionarle la historia
  clínica de la persona, (b) informarle si la persona
  ha estado enferma y (c) calmarla.

Búsqueda de atención médica profesional

Debe reconocer cuándo es necesario buscar atención médica profesional y saber cómo obtenerla. Esto incluye aprender cómo y cuándo acceder a SEM llamando al número de emergencia local, cómo activar el sistema de respuesta de emergencia en el lugar y cómo comunicarse con el Centro de Control de Intoxicaciones (**FIGURA 2-1**).

Cuándo llamar al número de emergencia local

Así como no todas las heridas requieren puntos de sutura, tampoco todas las quemaduras requieren atención médica profesional. A veces, puede ser difícil determinar si debe llevar a la persona al hospital usted mismo o llamar al número de emergencia local. Según el Colegio Americano de Médicos de Emergencias (ACEP, por sus siglas en inglés), debe llamar al número de emergencia local para solicitar ayuda si responde "sí" a cualquiera de las siguientes preguntas:

- ¿Se trata de una situación que implica riesgo de muerte?
- ¿La situación podría empeorar de camino al hospital?
- Si mueve a la persona, ¿podría causarle más lesiones?
- ¿La persona necesita la atención y el equipo de SEM?
- ¿La distancia o el tráfico causarían una demora en el traslado de la persona al hospital?

Si no está seguro de cuál sería la respuesta correcta a alguna de estas preguntas, llame al número de emergencia local para recibir indicaciones de un operador capacitado. Es mejor estar seguro y llamar al número de emergencia local en caso de duda.

El ACEP también recomienda que las personas con las siguientes afecciones llamen al número de emergencia local de inmediato para que puedan ser trasladadas al hospital en ambulancia para recibir atención médica profesional:

- Dificultad para respirar o falta de aire, especialmente si no mejora al hacer reposo
- Dolor o presión en el pecho o en la parte superior del abdomen que dura 2 minutos o más
- Latidos cardíacos rápidos (más de 120 a 150 latidos por minuto) en reposo, especialmente si se asocia con dificultad para respirar o sensación de desmayo
- Desmayo o pérdida de consciencia

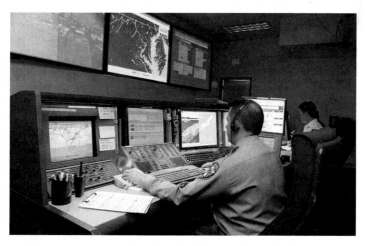

FIGURA 2-1 Centro de atención del emergencia.
© Jones & Bartlett Learning. Cortesía de MIEMSS.

- Dificultad para hablar o entumecimiento o debilidad en alguna parte del cuerpo
- Mareos repentinos
- Confusión o cambios en el estado mental, comportamiento inusual o dificultad para caminar
- Ceguera repentina o cambios en la vista
- Herida con sangrado que no se detiene con la presión directa
- Fracturas visibles a través de una herida abierta o una pierna fracturada
- Ahogamiento
- Quemadura grave
- Temperatura corporal extremadamente alta o baja
- Reacción alérgica, especialmente si se presenta cierta dificultad para respirar
- Dolor de vientre inusual
- Envenenamiento o sobredosis de drogas
- Pérdida de conocimiento
- Lesión de la médula espinal, la cabeza o el cerebro
- Dolor de cabeza intenso
- Cualquier dolor repentino o intenso
- Diarrea o vómitos intensos o persistentes
- Tos o vómitos con sangre
- Asfixia
- Emergencias conductuales (la persona amenaza con lastimarse o suicidarse, o con lastimar o matar a otra persona)

Esta lista no incluye todos los signos o síntomas que podrían indicar si se requiere atención médica profesional en una emergencia. Si no está seguro, llame al número de emergencia local.

Cómo solicitar atención médica profesional

Cuando llame al número de emergencia local, asegúrese de hablar despacio y con claridad. Esté preparado para proporcionarle la siguiente información al operador:

- La ubicación de la persona
- Su nombre y el número de teléfono desde el que llama
- Un breve resumen de lo que ocurrió
- La cantidad de personas que necesitan ayuda y cualquier situación especial que ocurra en el lugar
- Una descripción del estado de la persona y de lo que se está haciendo

Escuche lo que el operador le indique que haga. Si es necesario, anote las instrucciones. No cuelgue hasta que el operador se lo indique. Quédese con la persona hasta que lleguen los SEM.

Servicio de emergencias

Según la Asociación Nacional de Números de Emergencia y la Comisión Canadiense de Radio, Televisión y Telecomunicaciones, aproximadamente el 97 % de la población de Estados Unidos y Canadá está cubierta por algún tipo de servicio de emergencias. Muchas áreas también tienen un servicio de emergencias mejorado, que permite que el operador vea el número de teléfono y la dirección de la persona que llama cuando la llamada se realiza desde un teléfono fijo. Cuando llama al número de emergencia local desde un teléfono móvil, el servicio de emergencias mejorado no puede identificar su dirección exacta, dado que las señales del teléfono móvil solo proporcionan una ubicación aproximada. Debido a esta importante diferencia, asegúrese de conocer la dirección o ubicación exacta en la que se encuentra para proporcionársela al operador del emergencia.

Aspectos legales relativos a los primeros auxilios

Si bien es posible que no esté obligado legalmente a ayudar a una persona lesionada o enferma, la mayoría de las personas cree que ayudar a los demás es lo que cabe hacer. Debe ayudar cuando tiene la obligación legal de actuar (**FIGURA 2-2**):

- El empleo lo requiere (p. ej., descripción del trabajo)
- Existe una relación preexistente (p. ej., padre e hijo, maestro y alumno, conductor y pasajero)

Información confidencial

Los proveedores de primeros auxilios pueden conocer información confidencial. Es importante que sea extremadamente prudente al revelar información que obtenga mientras atiende a alguien. La ley establece que las personas tienen derecho a la privacidad. No revele la información a nadie que no necesite conocerla por cuestiones médicas. La excepción a esta regla es cuando las leyes estatales exigen denunciar ciertos delitos, como violaciones, abusos y heridas de bala.

Las leyes del Buen Samaritano

Las leyes del Buen Samaritano brindan una protección lógica contra las demandas y alientan a las personas a ayudar a otros durante una emergencia. Las leyes son diferentes según el estado pero, en general, se deben cumplir las siguientes condiciones:

- Usted actúa con buenas intenciones.
- Brinda atención sin esperar compensación.
- Actúa dentro del alcance de la capacitación que ha recibido.
- No actúa de manera manifiestamente negligente (imprudente).

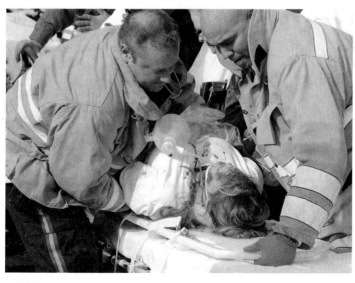

FIGURA 2-2 Obligación de actuar.
© Spiritartist/iStockPhoto.

Entre las acciones negligentes se incluyen:

- Brindar una atención deficiente.
- No brindar atención cuando tiene la obligación legal de actuar.
- Causar lesiones o daños.
- Excederse de su nivel de capacitación.
- Abandonar a la persona (comenzar a brindar atención y luego detenerse o irse sin asegurarse de que un rescatista con igual o superior nivel de capacitación continúe atendiendo a la persona).

Consentimiento

El proveedor de primeros auxilios debe obtener el consentimiento (permiso) de la persona antes de prestar primeros auxilios. Tocar a otra persona sin su consentimiento es ilegal y podría ser motivo de demanda. Siempre espere obtener el consentimiento (permiso) de la persona antes de prestar primeros auxilios.

Si...	Entonces...
La persona está en pleno uso de sus capacidades mentales, es mayor de edad y da su consentimiento de forma oral o moviendo la cabeza	Ayude a la persona dándole primeros auxilios.
La persona se niega a recibir ayuda, pero la lesión o enfermedad es grave	Háblele a la persona sobre su estado, lo que se propone hacer y por qué es necesario que reciba primeros auxilios. Si aun así se niega a recibir tratamiento, llame al número de emergencia local. Trate de que haya un testigo para evitar posibles problemas legales.
Una persona, ya sea adulto o menor de edad, está inconsciente y en una situación que implica riesgo de muerte	Asuma que aceptaría su ayuda y bríndele primeros auxilios.
El padre, la madre o el tutor legal de un niño está presente o puede ser contactado rápidamente	Obtenga el permiso del padre, de la madre o del tutor legal antes de prestar primeros auxilios.
El padre, la madre o el tutor legal de un niño no está presente o no puede ser contactado	Asuma que tendría su permiso para ayudar a su hijo. Durante una emergencia no hay tiempo para revisar la ley estatal de consentimiento. Si se necesita asistencia médica profesional, llame al número de emergencia local. NO lleve al niño al hospital. Llevar a un niño a cualquier lugar sin el permiso del padre, de la madre o del tutor legal, incluso si se hace con buenas intenciones, puede dar lugar a denuncias de secuestro.
Un adulto no está en pleno uso de sus capacidades mentales (es incapaz de tomar decisiones sensatas)	Obtenga el permiso del padre, de la madre o del tutor legal antes de prestar primeros auxilios. En la mayoría de las situaciones, los agentes de la fuerza pública son las únicas personas con autoridad para retener y transportar a una persona en contra de su voluntad.

Prevención de la transmisión de enfermedades

Los fluidos corporales (como la sangre, la saliva y las heces) pueden transportar gérmenes que producen enfermedades. Siempre se debe usar el equipo de protección personal adecuado. En los casos en que no se disponga de guantes, cúbrase las manos con bolsas de plástico. Asegúrese de lavarse bien las manos después de brindar ayuda, incluso si usa guantes. Si no dispone de agua y jabón, use un limpiador de manos a base de alcohol. Además, lave o enjuague las áreas expuestas, como los ojos, la nariz o la boca. Informe a su supervisor si está en el trabajo y asegúrese de comunicarse con su médico de atención primaria si se expone a fluidos corporales. Tome las precauciones adecuadas para protegerse contra enfermedades como:

- VIH/SIDA
- Virus de la hepatitis B
- Virus de la hepatitis C
- Tuberculosis
- Meningitis
- COVID-19

Equipo de protección personal

Evite el contacto con sangre y otros fluidos corporales usando equipo de protección personal (EPP), como:

- Guantes desechables para exámenes médicos (use guantes sin látex, si es posible; se recomienda usar guantes de nitrilo, **FIGURA 2-3**)
- Protección ocular (gafas o protector facial)
- Dispositivo de barrera para boca (mascarilla o protector facial) para RCP (**FIGURA 2-4**)
- Protección facial (mascarilla o protector facial) para prevenir la transmisión de enfermedades (**FIGURA 2-5**)

Mascarillas

Durante años, el término *mascarilla facial* se utilizó para hacer referencia al dispositivo de barrera utilizado al hacer RCP. Las mascarillas faciales para RCP son muy diferentes de las mascarillas faciales que se usan en público para la prevención de enfermedades (como las utilizadas durante la pandemia de COVID-19). Otro término, *protector de boca y cara*, también puede ser confuso al igual que el término *mascarilla,* ya que se utiliza la misma palabra para describir dos dispositivos diferentes.

El uso de mascarilla facial es algo nuevo para los proveedores de primeros auxilios ya que, en el pasado, solo las usaban los médicos. El uso de una máscara que cubra la nariz y la boca ayuda a protegerse

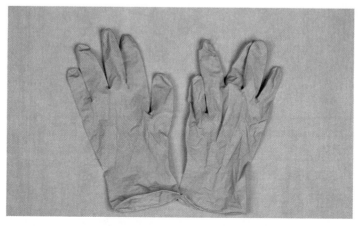

FIGURA 2-3 Guantes desechables.
© Jones & Bartlett Learning. Fotografía de Kimberly Potvin.

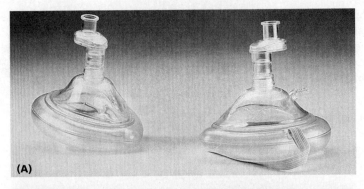

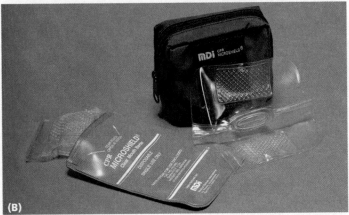

FIGURA 2-4 Dispositivos de barrera para boca para RCP. **A.** Mascarillas. **B.** Protectores faciales.
© Jones & Bartlett Learning. Cortesía de MIEMSS.

de infecciones y evitar su propagación. El uso de mascarilla es importante incluso si no tiene síntomas. Esto es especialmente útil cuando se ayuda a personas que no son miembros de la familia. Al colocarse una mascarilla, sujétela únicamente por las tiras que pasan detrás de las orejas o que rodean la cabeza. **NO** toque la parte de la mascarilla que cubrirá el rostro. Si toca otra parte que no sean las tiras, lávese las manos o use un desinfectante para manos con alcohol al 60 %.

Se recomienda enfáticamente usar una mascarilla facial adecuada al prestar primeros auxilios. **NO** se coloque la mascarilla debajo de la nariz, alrededor del cuello o en la frente (**FIGURA 2-6**). Cuando sea posible y conveniente, la persona que recibe los primeros auxilios también puede usar una mascarilla o cubrirse la boca y la nariz. Para colocarse correctamente una mascarilla, siga los pasos que se indican a continuación:

1. Lávese las manos.
2. Tome la mascarilla únicamente por las tiras que pasan detrás de las orejas o que rodean la cabeza. No toque la parte delantera de la mascarilla.
3. Colóquese la mascarilla sobre el rostro sujetándola de las tiras que pasan detrás de las orejas, y asegúrese de cubrir la nariz y la boca.
4. Ajústese la mascarilla de modo de sentirla cómoda a los lados del rostro y debajo del mentón, y asegure las tiras que pasan detrás de las orejas o que rodean la cabeza.

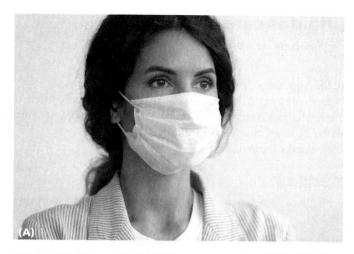

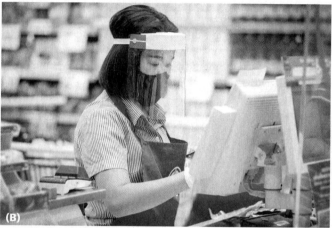

FIGURA 2-5 A. Mascarilla facial para salud pública. **B.** Protector facial para salud pública.
A: © Fizkes/Shutterstock; **B:** © Pixfly/Shutterstock.

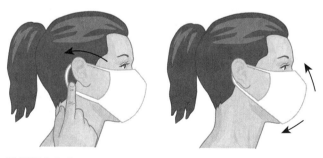

FIGURA 2-6 Una mascarilla facial con el calce adecuado debe cubrirle la nariz y la boca, y estar asegurada alrededor de las orejas o la cabeza.
© Jones & Bartlett Learning.

Limpieza de fluidos corporales

Para limpiar fluidos corporales de forma segura, siga estos pasos:

1. Use EPP.
2. Limpie los fluidos corporales con toallas de papel.
3. Rocíe o lave el área con 1 parte de lejía líquida en 10 partes de agua y deje secar al aire.
4. Deseche los materiales en un contenedor de residuos biológicos. Si no hay un contenedor a disposición, envuélvalos en dos bolsas de plástico.
5. Cuando haya terminado, lávese las manos.

Lavado de manos

Si es posible, lávese las manos de la siguiente manera antes y después de prestar primeros auxilios (incluso si usó guantes; **FIGURA 2-7**):

1. Mójese las manos con agua corriente limpia (tibia o fría) y aplique jabón.
2. Frótese las manos para hacer espuma. Asegúrese de lavarse bien el dorso de las manos, entre todos los dedos y debajo de las uñas.
3. Frótese correctamente las manos durante al menos 20 segundos.
4. Enjuague el jabón por completo con agua corriente limpia.
5. Deje el agua corriendo por un momento y séquese las manos con una toalla limpia o una toalla de papel. Evite tocar el grifo usando una toalla para cerrarlo.

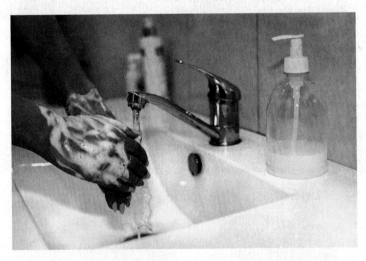

FIGURA 2-7 Lavado de manos.
© Diy13/Shutterstock.

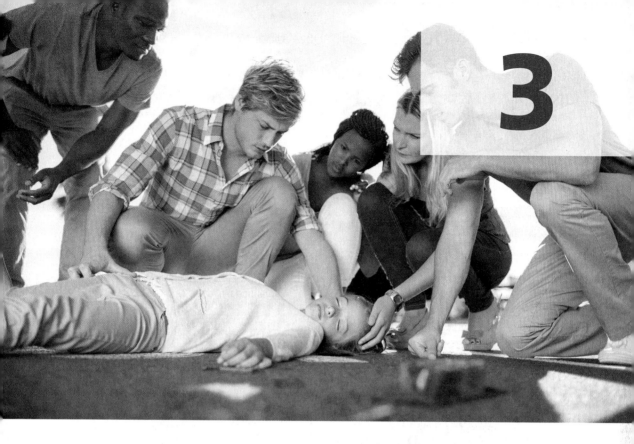

Evaluación de una persona lesionada o enferma

Evaluación de una persona lesionada o enferma

En situaciones de emergencia, es fundamental que sepa qué hacer y qué no hacer (**DIAGRAMA DE FLUJO 3-1**).

Antes de ayudar, tome las medidas adecuadas que se describen en el capítulo *Medidas a tomar antes de ayudar*. Las personas que necesitan primeros auxilios se clasifican en uno de los dos tipos: conscientes o inconscientes. Si detecta o sospecha una situación que implica riesgo de muerte, deténgase y trate a la persona antes de continuar con la evaluación.

3

RESUMEN DEL CAPÍTULO

> Evaluación de una persona lesionada o enferma

> Evaluación de una persona que parece estar inconsciente

> Evaluación de una persona consciente

> Anamnesis de una persona lesionada o enferma

> Exploración física (revisión de la cabeza a los pies)

Diagrama de flujo 3-1 Averiguar qué ocurre

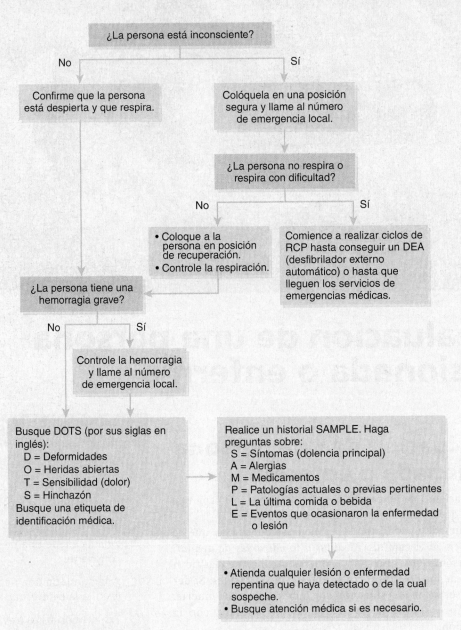

¿La persona está inconsciente?

No → Confirme que la persona está despierta y que respira.

Sí → Colóquela en una posición segura y llame al número de emergencia local.

¿La persona no respira o respira con dificultad?

No →
- Coloque a la persona en posición de recuperación.
- Controle la respiración.

Sí → Comience a realizar ciclos de RCP hasta conseguir un DEA (desfibrilador externo automático) o hasta que lleguen los servicios de emergencias médicas.

¿La persona tiene una hemorragia grave?

No / Sí → Controle la hemorragia y llame al número de emergencia local.

Busque DOTS (por sus siglas en inglés):
D = Deformidades
O = Heridas abiertas
T = Sensibilidad (dolor)
S = Hinchazón
Busque una etiqueta de identificación médica.

Realice un historial SAMPLE. Haga preguntas sobre:
S = Síntomas (dolencia principal)
A = Alergias
M = Medicamentos
P = Patologías actuales o previas pertinentes
L = La última comida o bebida
E = Eventos que ocasionaron la enfermedad o lesión

- Atienda cualquier lesión o enfermedad repentina que haya detectado o de la cual sospeche.
- Busque atención médica si es necesario.

Abreviaturas: DEA, desfibrilador externo automático; RCP, reanimación cardiopulmonar; SEM, servicios de emergencias médicas.

Evaluación de una persona que parece estar inconsciente

Una persona inconsciente no se moverá, hablará, abrirá los ojos si se la toca o se le pregunta si está bien. Para tratar a una persona inconsciente, siga estos pasos:

1. Toque el hombro de la persona y dígale en voz alta: "¿Está bien?"
2. Si no responde, grite para pedir ayuda.

Si...	Entonces...
Alguien acude para ayudar	Pídale que llame el numero de emergencia local y que consiga un botiquín de primeros auxilios y un desfibrilador externo automático (DEA).
Si nadie acude para ayudar y tiene un teléfono móvil	1. Coloque el teléfono móvil en altavoz y llame el numero de emergencia local. Siga las instrucciones del operador. 2. Busque usted mismo el botiquín de primeros auxilios y el DEA.
Si nadie acude para ayudar y no tiene un teléfono móvil	Consiga un teléfono para llamar el numero de emergencia local y busque usted mismo el botiquín de primeros auxilios y el DEA.

3. Controle la respiración.

Si...	Entonces...
La persona respira con normalidad	1. Coloque la persona de lado en la posición de recuperación (**FIGURA 3-1**). 2. Llame el numero de emergencia local. 3. Quédese con la persona hasta que lleguen los servicios de emergencias médicas (SEM).
La persona no respira con normalidad o solo jadea	1. Llame el numero de emergencia local o pídale a alguien que lo haga. 2. Comience con la reanimación cardiopulmonar (RCP) y utilice un DEA. Consulte.

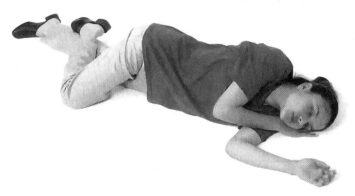

FIGURA 3-1 Posición de recuperación. Coloque una mano de la persona debajo de una de las mejillas, a modo de apoyo. Para mantener las vías respiratorias abiertas y permitir el drenaje de líquidos, extienda el mentón y dirija la boca levemente hacia abajo. **NO** mueva a la persona si sospecha que tiene una lesión en la columna.
© Jones & Bartlett Learning.

4. Busque heridas sangrantes o hemorragias. En caso de encontrarlas, contrólelas de inmediato.
5. Busque una etiqueta de identificación médica (**FIGURA 3-2**). Estas etiquetas indican si la persona tiene una enfermedad grave y, a veces, pueden ayudar a identificar qué le ocurre. Esta etiqueta puede estar entre las prendas de la persona, brazalete en la muñeca o en su teléfono móvil. Por lo general, se puede acceder a las etiquetas de identificación médica digital sin desbloquear el teléfono de la persona.

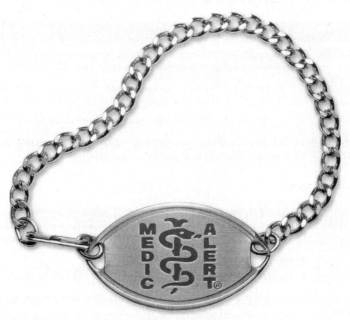

FIGURA 3-2 Etiqueta de identificación médica.
Cortesía de MedicAlert Foundation®. © 2006. Todos los derechos reservados. MedicAlert® es una marca comercial y una marca de servicio registrada a nivel federal.

Evaluación de una persona consciente

Una persona consciente se moverá, hablará, abrirá los ojos y reaccionará si se la toca, y responderá a las preguntas. Para tratar a una persona consciente, siga estos pasos:

1. Pregúntele: "¿Está bien?"
2. Si responde, preséntese. Pregúntele cómo se llama y llámela por su nombre al hablar con ella. Dígale que está capacitado en primeros auxilios.
3. Obtenga su consentimiento para brindarle atención preguntándole si puede ayudarla.
4. Pregúntele a la persona en qué lugar se encuentra, y cuál es el día o la fecha actual; el hecho de no poder recordar información básica puede dar indicios sobre su estado mental.
5. Compruebe rápidamente si tiene dificultad para respirar.
6. Revise a la persona en busca de hemorragias profusas.
7. Si se detecta o se sospecha de alguna afección potencialmente mortal, trátela.
8. Grite para pedir ayuda.

Si...	Entonces...
Alguien acude para ayudar	Pídale que llame el numero de emergencia local y que consiga un botiquín de primeros auxilios.
Si nadie acude para ayudar y tiene un teléfono móvil	Mientras trata una afección potencialmente mortal, llame el numero de emergencia local y siga las instrucciones del operador.

9. Busque o pregunte si la persona tiene una etiqueta de identificación médica.

Anamnesis de una persona lesionada o enferma

Reúna información sobre la persona usando la regla mnemotécnica SAMPLE. Esta regla mnemotécnica le ayudará a recordar qué debe preguntarle a la persona lesionada o que ha enfermado repentinamente. La información de un historial SAMPLE puede ayudar a identificar qué es lo que ocurre. La persona generalmente responderá a las preguntas SAMPLE; sin embargo, si no puede, los familiares, amigos, personas presentes o una etiqueta de identificación médica pueden proporcionar información sobre la persona.

- **S** = ¿**S**ignos y **S**íntomas? (dolencias principales): "¿Dónde le duele?"
- **A** = ¿**A**lergias?: "¿Es alérgico a algo?"
- **M** = ¿**M**edicamentos?: "¿Toma medicamentos? ¿Para qué son? ¿Cuándo los tomó por última vez?"
- **P** = ¿**P**atologías actuales o previas pertinentes?: "¿Ha tenido este problema antes? ¿Tiene otras afecciones médicas?"
- **L** = ¿**L**a última comida o bebida?: "¿Cuándo fue la última vez que comió o bebió algo? ¿Qué fue? ¿Qué cantidad?"
- **E** = ¿**E**ventos que ocasionaron la afección, lesión o enfermedad?
  - Lesión: Pregunte: "¿Cómo se lastimó?"
  - Enfermedad: Pregunte: "¿Sabe por qué se siente enfermo?"

Si la dolencia principal está relacionada con una enfermedad, es probable que no pueda determinar la causa exacta de la afección. En su lugar, determine si es lo suficientemente grave como para requerir atención médica profesional.

Asegúrese de proporcionar la información del historial SAMPLE al personal del SEM cuando llegue. Puede ayudar a determinar qué ocurre y qué atención médica necesita la persona.

Exploración física (revisión de la cabeza a los pies)

Recuerde que no puede proporcionar primeros auxilios hasta que sepa cuál es el problema. La mayoría de las personas lesionadas o que se enferman repentinamente no requieren una exploración física completa de la cabeza a los pies. Lo más probable es que solo necesite evaluar la dolencia principal (lo que también se denomina "queja principal") en una parte específica del cuerpo. Este proceso le permite actuar con rapidez y determinación en situaciones de emergencia apremiantes.

Es posible que en algunos casos sea necesario examinar a la persona de la cabeza a los pies. Mientras lo hace, mire y busque los "DOTS" (sigla en inglés para deformidades, heridas abiertas, sensibilidad o hinchazón) (si la persona no responde, puede preguntarle a familiares, amigos o personas presentes; **FIGURA 3-3**):

- **D = D**eformidad: parte del cuerpo que **presenta** una forma anormal. Compárala con la parte ilesa del lado opuesto. Las deformidades se producen cuando hay huesos fracturados o articulaciones dislocadas.
- **O = H**eridas abiertas: la piel está cortada y se **observa** sangrado.
- **T =** Sensibilidad: **pregúntele** a la persona dónde siente dolor o malestar, palpe el área dolorosa.
- **S =** Hinchazón: parte del cuerpo que **se ve** más grande de lo habitual. Compare ambos lados del cuerpo.

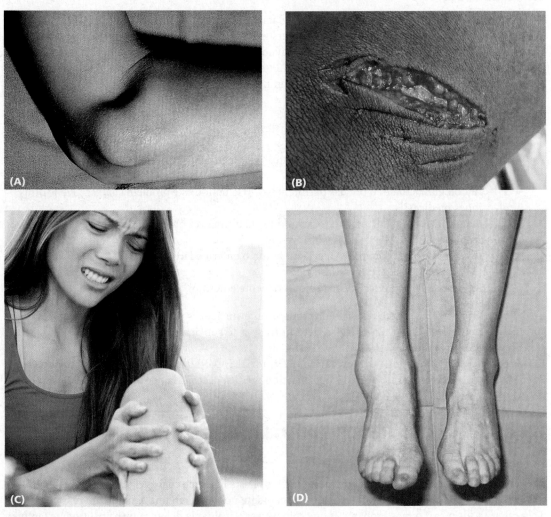

FIGURA 3-3 Revise a la persona de la cabeza a los pies, observando, preguntando y sintiendo los DOTS: **A.** Deformidades. **B.** Heridas abiertas. **C.** Sensibilidad al tacto (dolor) y **D.** Hinchazón.

Antes de comenzar la exploración física, dígale a la persona lo que hará. Comience por la cabeza y examine cada parte del cuerpo mientras *busca* y *hace preguntas sobre los* DOTS. Revise las áreas del cuerpo en el siguiente orden, comenzando por la cabeza y finalizando con los brazos y las manos:

- Cabeza y cuello
- Hombros
- Pecho y abdomen
- Caderas
- Piernas y pies
- Brazos y manos

Si encuentra un problema importante durante la evaluación, deténgase y brinde tratamiento. En el caso de una dolencia relacionada con una enfermedad repentina, no siempre podrá determinar la causa exacta. En su lugar, determine si es lo suficientemente grave como para requerir atención médica profesional.

Precauciones durante la exploración física

Para los proveedores de primeros auxilios es difícil evitar el contacto estrecho con una persona lesionada o enferma. Sin embargo, durante una exploración física, los proveedores de primeros auxilios deben usar equipo de protección personal y, siempre que sea posible, evitar tocar a la persona a la que están ayudando.

Para evitar tocar a una persona, la exploración física requiere seguir estas instrucciones: *observar* y *preguntar sobre los* DOTS. Tres de estas cuatro afecciones o lesiones se pueden detectar observando a la persona, mientras que la cuarta, sensibilidad, implica preguntar o hacer que la persona a la que está ayudando presione o palpe una parte del cuerpo en busca de dolor o sensibilidad (si puede hacerlo). Durante la exploración física de la cabeza a los pies, el proveedor de primeros auxilios revisa una parte del cuerpo a la vez observando y preguntando sobre los DOTS.

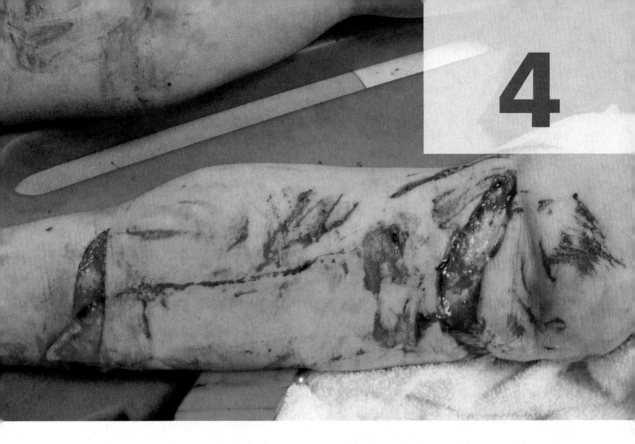

4

Emergencias por lesiones

Control de hemorragias

Muchos tipos diferentes de lesiones pueden presentar sangrado, por eso es importante saber cómo controlar las hemorragias y las hemorragias masivas (sangrado abundante en un corto período de tiempo). En algunos casos, el proveedor de primeros auxilios deberá considerar controlar las hemorragias masivas antes de tratar las vías respiratorias. La hemorragia puede no solo ser la lesión más visible, sino que también puede ser la lesión más frecuentemente tratada.

Para controlar una hemorragia, siga los pasos que se indican en **TÉCNICA 4-1** usando apósitos y vendajes. Los apósitos tienen contacto directo con las heridas abiertas y las cubren (**FIGURA 4-1**). Siempre que sea posible, los apósitos deben ser estériles, más grandes que la herida, densos, suaves, comprimibles, y no deben desprender pelusa. Los vendajes mantienen el apósito en su lugar sobre una herida abierta. Los vendajes se utilizan para aplicar presión para controlar las hemorragias. Además, previenen o reducen la inflamación y proporcionan estabilidad en extremidades o articulaciones. La mayoría de las hemorragias se detienen aplicando presión directa.

Si la hemorragia no se detiene después de aplicar presión directa, aplique un torniquete de 5 a 8 cm (2 a 3 pulgadas) por encima de la herida, es decir, "alto y apretado". **NO** aplique el torniquete sobre una articulación. Si al aplicar un torniquete de 5 a 8 cm (2 a 3 pulgadas) en la herida el torniquete queda sobre una articulación, coloque el torniquete aún más alto. Únicamente utilice torniquetes en brazos o piernas. (**TABLA 4-1**). Al controlar una hemorragia, **NO** eleve el brazo o la pierna ni comprima puntos de presión. No hay evidencia de que estas técnicas sean efectivas, y pueden agravar otras lesiones o retrasar el uso de métodos más eficaces. Aplicar compresión en puntos de presión (como arterias braquiales, femorales) puede ser difícil e ineficaz.

Técnica 4-1 Control de hemorragias

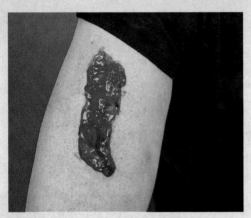

1 Colóquese guantes desechables sin látex (cuando sea posible, use guantes de nitrilo) y exponga la herida. Si no tiene guantes a disposición, improvise una barrera (por ejemplo, una bolsa de plástico, un envoltorio plástico, apósitos o paños). Si tampoco tiene otros elementos a disposición, pídale a la persona que se aplique presión con la mano. **NO** elimine ni aplique presión sobre un objeto incrustado.

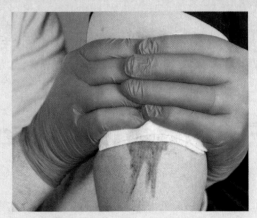

2 Cubra la herida con un apósito estéril o limpio. Aplique presión directa usando la parte plana de los dedos en el caso de heridas pequeñas o con la palma de la mano en el caso de heridas más grandes. Continúe aplicando presión hasta que la hemorragia se detenga. Si **NO** tiene apósitos, aplique presión con una mano enguantada o pídale a la persona que se aplique presión con la mano. **NO** elimine ni aplique presión sobre un objeto incrustado. En las extremidades, si la presión directa no detiene una hemorragia masiva en menos de un minuto, aplique un torniquete (consulte el Paso 5 para la aplicación adecuada de un torniquete).

Técnica 4-1 Control de hemorragias *(continúa)*

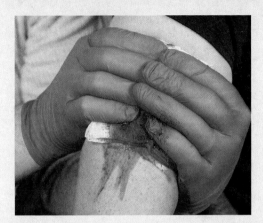

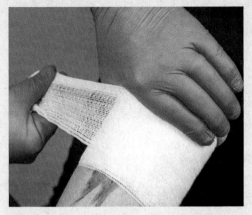

3 Si no se trata de una hemorragia masiva que implique riesgo de muerte y no se detiene al aplicar presión directa entre 5 y 10 minutos, coloque más apósitos y presione con más fuerza sobre un área más amplia. **NO** retire los apósitos empapados con sangre; agregue más apósitos sobre ellos.

4 Cuando la hemorragia se haya detenido o no pueda continuar aplicando presión sobre la herida, coloque un vendaje bien firme sobre el apósito para continuar aplicando presión sobre la herida y mantener el apósito en su lugar.
En el caso de un brazo o una pierna, coloque una venda autoadhesiva en rollo (consulte la Técnica 4-5). **NO** ajuste demasiado la venda para no cortar la circulación. En la mayoría de los casos, la hemorragia se detiene en este punto.

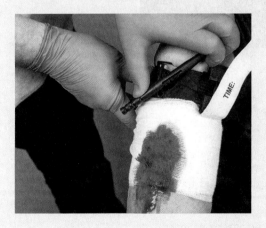

5 Si la presión directa no detiene inmediatamente una hemorragia en un brazo o una pierna, aplique un torniquete fabricado (consulte la Técnica 4-2). En otras partes del cuerpo en las que es imposible aplicar un torniquete (p. ej., pecho, espalda, hombros, caderas), o cuando no dispongamos de un torniquete o su uso sería ineficaz, coloque un apósito de gasa hemostática (apósito especial que ayuda a coagular la sangre) directamente en la herida (no lo use simplemente para cubrir la herida) y aplique bastante presión de forma directa sobre él durante 5 minutos o hasta que la hemorragia se detenga.

(continúa)

Técnica 4-1 Control de hemorragias   *(continúa)*

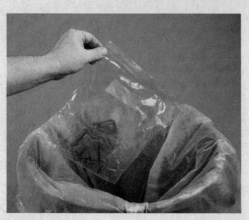

© Jones & Bartlett Learning.

6 Una vez que la hemorragia se detenga:
   a. Trate la herida.
   b. Deseche apropiadamente los guantes y cualquier prenda contaminada con sangre.
   c. Lávese las manos.
   d. Si es necesario, busque atención médica para recibir tratamientos como limpieza de la herida, suturas o vacunación contra el tétanos. En el caso de hemorragias masivas que impliquen riesgo de muerte, llame al servicio de emergencias médicas.

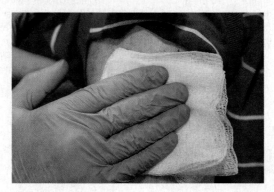

FIGURA 4-1 Apósitos.
© Jones & Bartlett Learning.

TABLA 4-1 Errores comunes al aplicar torniquetes

No aplicar un torniquete cuando debería hacerlo

Aplicar un torniquete para una hemorragia leve

Colocar el torniquete demasiado lejos del lugar de la hemorragia

No apretar el torniquete lo suficiente como para detener la hemorragia de manera efectiva

No aplicar un segundo torniquete si es necesario

Usar un elemento angosto, como sogas, alambres, cuerdas, cordones o cinturones

Esperar demasiado para aplicar el torniquete

Aflojar periódicamente el torniquete para permitir que la sangre fluya a la extremidad lesionada

No controlar su efectividad

© Jones & Bartlett Learning.

Qué buscar	Qué hacer
La hemorragia está controlada	1. Trate la herida. 2. Si es necesario, busque atención médica profesional para recibir tratamientos como limpieza de la herida, puntos o vacunación contra el tétanos.
La hemorragia no se detiene	1. Aplique un torniquete fabricado de 5 a 8 cm (2 a 3 pulgadas) por encima de la herida (**FIGURA 4-2**). • Los torniquetes solo se aplican en brazos y piernas. • Apriete el torniquete hasta que la hemorragia se detenga y luego asegúrelo en su lugar. Si la hemorragia no se detiene, aplique un segundo torniquete de 5 a 8 cm (2 a 3 pulgadas) por encima del primero. 2. Los torniquetes fabricados son mejores que los torniquetes improvisados, ya que a menudo no detienen la hemorragia. (**TÉCNICA 4-2**). Además, están diseñados para casos de autorrescate, ya que se pueden aplicar con una sola mano, si es necesario. 3. **NO** cubra, suelte ni retire el torniquete. Escriba "T" (de torniquete) y la hora en que lo aplicó en un trozo de cinta y péguelo en la frente de la persona. Los torniquetes fabricados también tienen una lengüeta para escribir la hora en que se aplicó. *Nota:* Las situaciones peligrosas (p. ej., tiradores activos, combates militares), las dificultades para ver la herida (p. ej., en la oscuridad) y un evento a gran escala donde hay más de una persona que necesita atención (p. ej., desastres naturales, explosiones, accidentes automovilísticos y aéreos) pueden justificar la aplicación de un torniquete lo más rápido posible. La aplicación de un torniquete en un lugar "alto y apretado" (cerca de la axila en el caso de un brazo y cerca de la ingle en el caso de una pierna) permite hacer una evacuación rápida y cuidar de las lesiones potencialmente mortales.
La hemorragia aún no se detiene	1. Coloque un apósito hemostático si: • La presión directa no es efectiva para controlar la hemorragia. • No tiene un torniquete fabricado a disposición, o el torniquete aplicado no es eficaz o no se puede aplicar (p. ej., si la herida está en el abdomen, el pecho o la espalda). 2. Coloque un apósito hemostático (apósito especial que ayuda a coagular la sangre), aplique presión continua directa y con firmeza y, a continuación, coloque un vendaje compresivo. Se ha demostrado que ciertos apósitos hemostáticos son eficaces y seguros (**FIGURA 4-3**). Si no tiene un apósito hemostático a disposición, coloque una gasa o un paño limpio sobre la herida. Procedimiento de aplicación: • Limpie la sangre acumulada de la herida. • Coloque un apósito de gasa hemostática (o una gasa o un paño limpios) directamente en la herida (no lo utilice simplemente para cubrir la herida). • Aplique bastante presión de forma directa sobre el apósito hemostático durante 5 minutos y manténgalo bien presionado contra la herida hasta que deje de sangrar. 3. Llame el numero de emergencia local si aún no lo ha hecho. 4. Considere usar un torniquete improvisado si no dispone de un torniquete fabricado o si la presión directa y un apósito hemostático no logran detener una hemorragia potencialmente mortal (**TÉCNICA 4-3**).

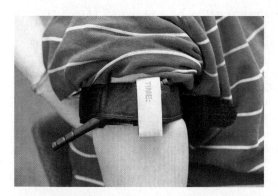

FIGURA 4-2 Un torniquete es un dispositivo que se envuelve firmemente alrededor de una extremidad para detener la circulación sanguínea.
© Jones & Bartlett Learning.

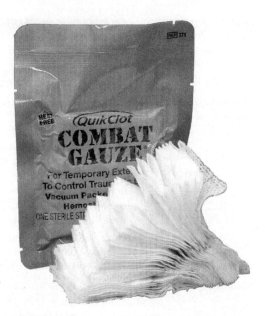

FIGURA 4-3 Los apósitos hemostáticos son apósitos tipo gasa que están saturados con un agente que detiene el sangrado.
Cortesía de Z-Medica.

Técnica 4-2 Control de hemorragias masivas: Aplicación de un torniquete fabricado

Aplique un torniquete fabricado para salvar la vida de la persona cuando no pueda detener la hemorragia aplicando presión directa (consulte la Técnica 4-1: Control de hemorragias). Llame el numero de emergencia local si aún no lo ha hecho.

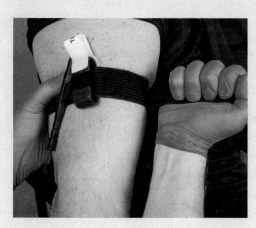

1 Coloque el torniquete firmemente en su lugar a unos 5 cm (2 pulgadas) por encima de la herida. **NO** lo aplique en ningún otro lugar que no sea un brazo o una pierna. **NO** lo aplique en articulaciones (p. ej., codos, muñecas, rodillas); aplíquelo por encima de la articulación.

Técnica 4-2 Control de hemorragias masivas:
Aplicación de un torniquete fabricado *(continúa)*

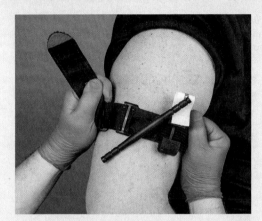 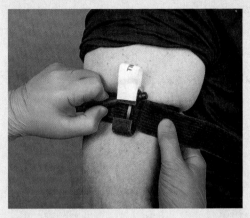

2 Tire del extremo libre del torniquete para que quede lo más apretado posible y asegúrelo. Pase la tira de velcro a través de la hebilla y tire firmemente del extremo de la tira para apretar el torniquete.

3 Continúe apretando el torniquete girando la varilla en una dirección hasta que la hemorragia se detenga. Luego, asegure la varilla en su lugar con el velcro o el soporte para evitar que la varilla se desenrolle.

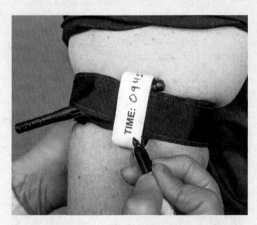 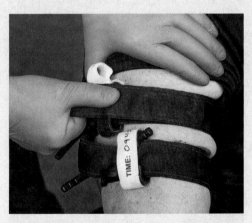

4 Escriba la hora en que se aplicó en la etiqueta del torniquete. Si el torniquete no tiene una etiqueta, escriba "T" (de torniquete) y la hora en que lo aplicó en un trozo de cinta y péguelo en la frente de la persona. **NO** cubra, suelte ni retire el torniquete.

5 Si la hemorragia masiva no se detiene, esto significa que el torniquete no está lo suficientemente apretado. Apriete el torniquete. Si sigue siendo ineficaz, aplique un segundo torniquete por encima del primero, si es posible. Rara vez se necesita un segundo torniquete.

© Jones & Bartlett Learning.

Técnica 4-3 Control de hemorragias masivas: Aplicación de un torniquete improvisado

Improvise un torniquete para salvar la vida de la persona cuando no pueda detener la hemorragia aplicando presión directa o cuando no sea eficaz o no disponga de un torniquete fabricado o un apósito hemostático. Llame el número de emergencia local si aún no lo ha hecho.

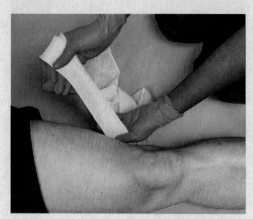

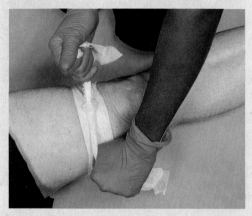

1 Exponga la herida. Use una venda triangular doblada, una venda ancha en rollo o un paño doblado a lo largo de aproximadamente 5 cm (2 pulgadas) de ancho y varias capas de espesor. **NO** use materiales angostos (p. ej., cables, sogas, cuerdas).

2 Envuelva la venda doblada en dos por encima de la herida, aproximadamente de 5 a 8 cm (2 a 3 pulgadas) y haga un nudo simple. **NO** la aplique en ningún otro lugar que no sea un brazo o una pierna. **NO** la aplique sobre una articulación.

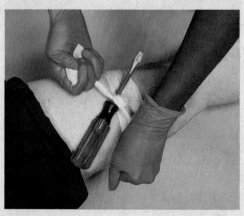

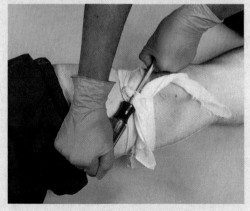

3 Coloque un objeto corto y rígido (por ejemplo, un destornillador, una varilla) encima del nudo. Luego, haga un nudo cuadrado sobre el objeto rígido con los extremos de la venda de tela.

4 Gire el objeto rígido en una dirección hasta que la hemorragia se detenga. Luego, asegure el objeto rígido en su lugar con otra venda de tela o cinta para evitar que el torniquete se desenrolle.

Técnica 4-3 Control de hemorragias masivas: Aplicación de un torniquete improvisado *(continúa)*

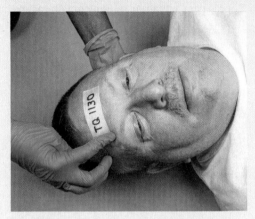

© Jones & Bartlett Learning.

5 Escriba "T" (de torniquete) y la hora en que lo aplicó en un trozo de cinta y péguelo en la frente de la persona. **NO** cubra, suelte ni retire el torniquete.

6 Si la hemorragia masiva no se detiene, esto significa que el torniquete no está lo suficientemente apretado. Apriete el torniquete. Si sigue siendo ineficaz, aplique un segundo torniquete por encima del primero, si es posible. Rara vez se necesita un segundo torniquete.

Cuidado de heridas

Una herida es una lesión causada por una fuerza física externa. Cuando sea posible, frótese vigorosamente las manos con jabón y agua corriente antes de limpiar una herida. Si no hay agua a disposición, use un gel desinfectante de manos con alcohol. Protéjase y proteja a la persona contra enfermedades usando guantes desechables para exámenes médicos, cuando sea posible.

Heridas superficiales

1. Lave la herida y el área circundante suavemente con agua corriente tibia o a temperatura ambiente y con o sin jabón. El agua fría es tan eficaz como el agua tibia, pero puede causar incomodidad. Si no hay agua corriente a disposición, use cualquier fuente de agua limpia.
2. Enjuague la herida con agua corriente (p. ej., del grifo) (**FIGURA 4-4**). Seque el área con golpecitos suaves.
3. Si la herida vuelve a sangrar, aplique presión directa.
4. Aplique una capa delgada de crema antibiótica sobre la herida si la persona no es sensible al medicamento. **NO** aplique peróxido de hidrógeno, alcohol ni yodo.
5. Cubra la herida con un apósito estéril o limpio y una venda. (**TÉCNICA 4-4**).

Herida grave

Algunas heridas tienen un mayor riesgo de infección. (**TABLA 4-2**). Siga los pasos a continuación para tratar una herida con alto riesgo de infección:

1. Limpie la herida lo mejor posible.
2. Cúbrala con un apósito estéril o limpio y sujete el apósito con un vendaje.
3. Evite los cambios bruscos de temperatura; procure que la persona no se enfríe ni tenga mucho calor.

Cuándo buscar atención médica profesional

Las heridas de alto riesgo deben recibir atención médica profesional. En caso de que la herida requiera suturas, se recomienda realizarlas dentro de las 6 a 8 horas posteriores a la lesión. Cualquier persona que no haya recibido la vacuna contra el tétanos en un plazo de 10 años (5 años en el caso de las heridas contaminadas) debe recibir atención médica profesional dentro de las 72 horas para actualizar su esquema de vacunación contra el tétanos.

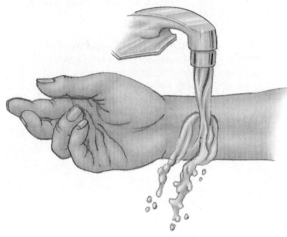

TABLA 4-2 Heridas de alto riesgo
Heridas por mordeduras
Heridas muy sucias o contaminadas
Heridas irregulares por aplastamiento
Fracturas abiertas
Heridas en articulaciones o tendones
Heridas punzantes profundas

© Jones & Bartlett Learning.

FIGURA 4-4 Enjuague la herida.
© Jones & Bartlett Learning.

Técnica 4-4 Aplicación de una venda en rollo en el antebrazo (vendaje en espiral)

Use una venda en rollo de 5 cm (2 pulgadas) para un brazo o una venda en rollo de 10 cm (4 pulgadas) para una pierna.

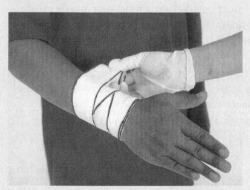

1 Empiece por debajo y en el borde del apósito. Haga dos vueltas rectas para fijar la venda.

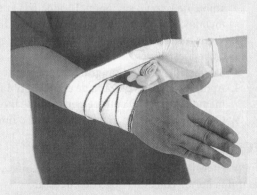

2 Envuelva la venda avanzando hacia arriba, hacia la parte más ancha del brazo o de la pierna para que el vendaje quede más asegurado.

Técnica 4-4 Aplicación de una venda en rollo en el antebrazo (vendaje en espiral) *(continúa)*

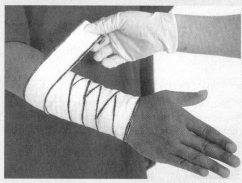

3 Haga una serie de vueltas entrecruzadas (en forma de ocho), avanzando por el brazo o la pierna. Cada vuelta debe superponerse a la envoltura anterior en un 50 % aproximadamente. Termine con dos vueltas rectas y asegure la venda (con cinta, por ejemplo).

© Jones & Bartlett Learning.

Heridas infectadas

Cualquier herida, sea grande o pequeña, puede infectarse. La correcta limpieza de la herida ayuda a prevenir infecciones.

Qué buscar	Qué hacer
■ Inflamación y enrojecimiento alrededor de la herida ■ Sensación de mayor temperatura en comparación con el área circundante (p. ej., la herida se siente más caliente) ■ Dolor punzante ■ Secreción de pus	1. Sumerja la herida en agua tibia o aplique compresas húmedas y tibias sobre la herida infectada. Separe los bordes de la herida para permitir que drene el pus. 2. Aplique una crema antibiótica. 3. Administre analgésicos, pero tenga en cuenta que bajar la fiebre podría enmascarar una infección más grave. 4. Si la infección empeora, busque atención médica profesional.

© Jones & Bartlett Learning.

Ampollas

Las ampollas por fricción, que a menudo aparecen en los pies debido al mal calce de los zapatos, son una lesión común. Los siguientes procedimientos son solo para el tratamiento de ampollas de fricción (**FIGURA 4-5**). **NO** siga estos procedimientos para tratar ampollas relacionadas con la hiedra venenosa, quemaduras o congelación .

Qué buscar	Qué hacer
Punto caliente (área dolorosa y enrojecida a causa del roce)	1. Dependiendo del acceso a la ampolla y su ubicación, alivie la presión en la zona aplicando uno de los siguientes elementos: • Apósito para ampollas (p. ej., Blist-O-Ban) • Cinta médica (p. ej., cinta de papel microporoso) • Cinta elástica (p. ej., Elastikon) 2. Recorte y redondee los bordes de la cinta para evitar que se despegue.
Ampolla cerrada y poco dolorosa	Dependiendo del acceso a la ampolla y su ubicación, use el método que resulte más apropiado.
Ampolla cerrada y muy dolorosa	1. Limpie la ampolla y una aguja con una gasa con alcohol. 2. Utilice la aguja para hacer varias perforaciones pequeñas en la base de la ampolla (**FIGURA 4-6**). **NO** haga perforaciones grandes. Presione suavemente para drenar el líquido. **NO** retire la parte superior de la ampolla a menos que la piel esté desgarrada. 3. Aplique cinta de papel para evitar que la parte superior de la ampolla se rompa al quitar retirar otra cinta superpuesta. 4. Cubra la cinta de papel con cinta elástica o adhesiva. 5. Recorte y redondee los bordes de la cinta para evitar que se despegue. 6. Controle que no haya signos de infección.
Ampolla muy dolorosa, abierta o con la piel levantada	1. Use tijeras para recortar con cuidado la piel muerta. 2. Coloque un apósito cicatrizante de ampollas (por ejemplo, Spenco 2nd Skin) sobre la piel en carne viva. 3. Cubra el apósito cicatrizante de ampollas con cinta de papel. 4. Cubra la cinta de papel con cinta elástica o adhesiva. Recorte y redondee los bordes de la cinta para evitar que se despegue. 5. Controle que no haya signos de infección.

© Jones & Bartlett Learning.

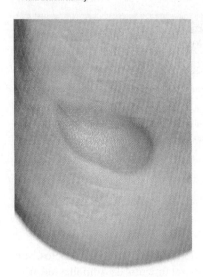

FIGURA 4-5 Ampolla por fricción (cerrada).
© Maximillian Weinzierl/Alamy Stock Photo.

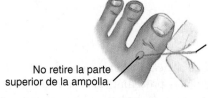

No retire la parte superior de la ampolla.

Las ampollas dolorosas se pueden drenar haciéndoles pequeñas perforaciones con una aguja esterilizada.

FIGURA 4-6 Cuidado de ampollas.
© Jones & Bartlett Learning.

Lesiones en la nariz

Las lesiones en la nariz pueden ocurrir por distintas causas: deportes, riñas o caídas.

Qué buscar	Qué hacer
Fractura nasal ■ Ha recibido un golpe ■ Puede o no estar deformada (torcida)	1. Si sangra, trate la hemorragia nasal. 2. Aplique una compresa de hielo durante 15 minutos. 3. La atención médica profesional puede retrasarse. 4. **NO** intente enderezar una nariz torcida.
Hemorragia nasal ■ Inflamación ■ Hemorragia ■ Dificultad para respirar	1. Si la hemorragia es producto de un golpe, sospeche de una fractura nasal. 2. Haga que la persona se siente de forma levemente inclinada hacia adelante (**FIGURA 4-7**). **NO** incline la cabeza hacia atrás ni acueste a la persona. 3. Apriete las fosas nasales y manténgalas cerradas de forma continua durante 10 minutos. Dígale a la persona que respire por la boca y que no trague sangre. 4. Si la hemorragia no se detiene, pídale a la persona que se suene la nariz con suavidad para eliminar algunos coágulos de sangre. Apriete las fosas nasales y manténgalas cerradas durante 10 minutos. 5. Si la hemorragia continúa, pruebe otros métodos además de apretar la nariz, como aplicar una compresa de hielo o rociar un aerosol descongestionante en las fosas nasales. 6. Por lo general, no se necesita atención médica profesional a menos que la hemorragia continúe, haya un objeto extraño en la nariz o la nariz esté fracturada.
Objeto extraño en la nariz (un problema médico que principalmente se observa en niños pequeños)	Pruebe uno o más de los siguientes métodos para extraer un objeto: 1. Haga que la persona se suene la nariz suavemente mientras presiona la fosa nasal opuesta. 2. Si el objeto es visible, extráigalo con una pinza. **NO** empuje el objeto hacia dentro. 3. Si no es posible extraer el objeto, busque atención médica profesional.

© Jones & Bartlett Learning.

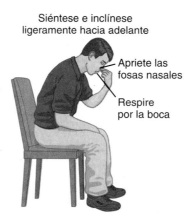

Siéntese e inclínese
ligeramente hacia adelante

Apriete las
fosas nasales

Respire
por la boca

FIGURA 4-7 Ubicación de la persona al presionar la nariz para detener una hemorragia nasal.
© Jones & Bartlett Learning.

Lesiones en los dientes

En la mayoría de los casos, deberá buscar atención odontológica para todas las lesiones dentales lo antes posible.

Qué buscar	Qué hacer
Dolor de muelas	1. Enjuague la boca de la persona con agua tibia. 2. Use hilo dental para eliminar restos de comida atrapados. 3. Coloque una compresa de hielo en la parte externa de la mejilla para reducir la inflamación. 4. **NO** coloque una aspirina en el diente dolorido o en el tejido de las encías. 5. Administre medicamentos para el dolor (p. ej., paracetamol, ibuprofeno). 6. Busque atención odontológica.
Rotura de un diente; (**FIGURA 4-8**)	1. Recoja los dientes o fragmentos de dientes. Dependiendo de la gravedad de la lesión, es posible que el odontólogo pueda volver a colocarlos. 2. Enjuague la boca de la persona con agua tibia. 3. Para reducir la inflamación sobre el área lesionada, coloque una compresa de hielo en la parte externa de la mejilla. 4. Para calmar el dolor, haga que la persona se exponga al aire lo mínimo posible y manteniendo la boca cerrada. Además, considere administrar analgésicos que deban tragarse. 5. Si se sospecha de una fractura de mandíbula, estabilice la mandíbula envolviéndola con un vendaje debajo del mentón y sobre la parte superior de la cabeza. 6. Busque atención odontológica tan pronto como sea posible. 7. Transporte los fragmentos como lo haría con un diente desprendido (consulte la siguiente sección).

Diente desprendido (avulsionado); (**FIGURA 4-9**)	1. Intente reimplantar el diente solo si es un diente permanente (adulto) y no puede consultar a un odontólogo dentro de una hora.
	  • **NO** toque la raíz. Sujete el diente por la corona (la parte del diente que normalmente se ve al mirar la boca), no la raíz.
	  • Si el diente está sucio, enjuáguelo en un recipiente con agua tibia. **NO** frote ni retire los fragmentos de tejido adheridos.
	  • Empuje el diente con cuidado en la cavidad para que la parte superior quede nivelada con los dientes adyacentes. La persona puede morder suavemente una gasa o un pañuelo colocado entre los dientes.
	2. Si no es posible reimplantar el diente, conserve el diente desprendido guardándolo en una solución (se enumeran en orden de preferencia):
	  • Solución salina equilibrada de Hank (p. ej., Save-A-Tooth®)
	  • Envoltorio plástico transparente
	  • Leche de vaca (con cualquier porcentaje de grasa)
	Si no se dispone de ninguno de estos elementos, haga que la persona escupa saliva en un recipiente pequeño en el que se pueda colocar el diente. **NO** coloque el diente en la boca. **NO** lo conserve en agua.
	3. Busque atención odontológica tan pronto como sea posible.

Qué buscar	Qué hacer
Infección o absceso dental ■ Inflamación en las encías alrededor del diente afectado ■ Mal aliento	1. Haga que la persona se enjuague la boca varias veces al día con agua tibia. 2. Administre medicamentos para el dolor. **NO** haga que la persona chupe una aspirina y **NO** coloque una aspirina en el diente ni en el tejido de las encías. 3. Colocar una compresa de hielo en la mejilla puede ayudar. 4. Use hilo dental para eliminar restos de comida atrapados. 5. Busque atención odontológica.
Caries causada por deterioro dental o pérdida del empaste ■ Sensibilidad al calor, al frío o a los dulces ■ Sensibilidad al tacto	1. Haga que la persona se enjuague la boca con agua tibia. 2. Si es posible, aplique un empaste temporal con empaste dental para caries. Otras opciones incluyen goma de mascar sin azúcar, cera para velas o cera de esquís. 3. Busque atención odontológica.
Sangrado bucal	1. Deje que la sangre se drene por la boca. 2. Si la sangre proviene de la lengua, coloque un apósito sobre la herida y aplique presión. 3. Si se trata de un corte en un labio, coloque un apósito en rollo entre el labio y la encía, y presione otro apósito contra el labio externo. 4. Busque atención médica profesional.

© Jones & Bartlett Learning.

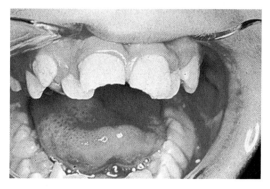

FIGURA 4-8 Diente fracturado.
© Academia Estadounidense de Cirujanos Ortopédicos.

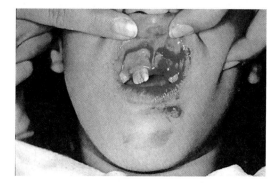

FIGURA 4-9 Diente desprendido.
© Academia Estadounidense de Cirujanos Ortopédicos.

Lesiones en los ojos

Busque atención médica profesional para todas las lesiones oculares. **NO** suponga que una lesión ocular es leve. Algunas lesiones oculares requieren llamar el numero de emergencia local lo antes posible. También se debe buscar atención médica profesional en casos de visión doble, dolor o visión reducida.

Qué buscar	Qué hacer
Golpe en el ojo • La persona informa haber recibido un golpe de puño, codo, pelota u otro objeto contundente.	1. Aplique una compresa de hielo alrededor del ojo durante 15 minutos. NO coloque la compresa sobre el ojo ni lo presione de ninguna manera. 2. Haga que la persona mantenga los ojos cerrados. 3. Busque atención médica profesional.
Objeto suelto en el ojo • Dolor intenso • Lagrimeo (es la forma en que el cuerpo intenta eliminar el objeto)	Siga cada uno de los siguientes pasos en este orden: 1. Haga que la persona parpadee varias veces. 2. Tomando suavemente las pestañas, tire del párpado superior hacia afuera y sobre el párpado inferior con mucho cuidado. 3. Enjuague suavemente el ojo con agua limpia y tibia. El ojo no afectado debe quedar hacia arriba, por encima del ojo afectado, para evitar que el objeto suelto salga del ojo afectado y caiga en el ojo no afectado. 4. Haga que la persona mire hacia abajo. Tomando suavemente las pestañas, levante el párpado hacia arriba y sobre un hisopo de algodón. Si ve un objeto, retírelo con la punta de una gasa húmeda. 5. Si el objeto se pudo extraer correctamente, por lo general no se requiere atención médica profesional a menos que la persona sienta dolor o picazón de forma continua en el ojo.
Objeto incrustado en el ojo	1. **NO** extraiga el objeto. 2. En el caso de un objeto largo, coloque una almohadilla alrededor del objeto para evitar el movimiento y un vaso de papel o un elemento similar sobre el objeto para protegerlo. 3. En el caso de un objeto corto, coloque una almohadilla en forma de rosquilla alrededor del ojo y coloque un vendaje alrededor de la cabeza para mantener la almohadilla en su lugar. 4. Cubra ambos ojos; el movimiento del ojo sano provocará el movimiento del ojo lesionado. 5. Mantenga a la persona boca arriba. 6. Llame el numero de emergencia local lo antes posible.
Corte en el globo ocular	1. **NO** aplique presión en el ojo. 2. Cubra ambos ojos con gasas y aplique un vendaje ligero alrededor de la cabeza para mantener las almohadillas en su lugar. 3. Llame el numero de emergencia local o lleve a la persona lesionada a un centro médico lo antes posible.
Sustancia química, humo u otro irritante en los ojos	1. Mantenga el ojo afectado bien abierto y por debajo del ojo sano; enjuague con agua tibia durante al menos 15 minutos o hasta que llegue el servicio de emergencias médicas (SEM). Si no hay agua de grifo a disposición, se puede usar una solución salina común u otra solución para el enjuague ocular. (**FIGURA 4-10**). 2. Es posible que sea necesario aplicar un vendaje flojo en los ojos. 3. En el caso de una lesión ocular producida por una sustancia química, comuníquese con el Centro de Control de Intoxicaciones. Si no está disponible, busque atención médica profesional lo antes posible o llame el numero de emergencia local.

Qué buscar	Qué hacer
Quemaduras causadas por la luz (por mirar la luz del sol, el arco de soldadura o el reflejo de la nieve o el agua); estas quemaduras pueden no ser dolorosas al principio, pero son muy dolorosas horas después	1. Cubra ambos ojos con paños fríos y húmedos. 2. Administre medicamentos si es necesario. 3. Busque consejo médico profesional.

© Jones & Bartlett Learning.

Lesiones en los oídos

Qué buscar	Qué hacer
Objeto incrustado en un oído	1. **NO** use pinzas ni intente extraer un objeto. 2. Busque atención médica profesional para extraer el objeto. A excepción de las baterías de disco y los insectos vivos, pocos cuerpos extraños deben extraerse de inmediato. 3. En el caso de que ingrese un insecto vivo en el canal auditivo, alumbre el oído con una luz pequeña. Es posible que el insecto avance hacia la luz; si no es así, vierta agua tibia en el oído y luego permita que se drene. De esta manera, es posible que el insecto se ahogue; independientemente de si está vivo o muerto, debería salir con el agua. Al drenar el agua, gire la cabeza hacia un lado. Si no es posible eliminar el insecto, busque atención médica profesional.
Lesiones en la cabeza con líquidos provenientes del oído (si sale sangre o líquido transparente del oído, esto puede ser indicio de una fractura de cráneo)	1. **NO** intente detener el flujo de sangre o líquido transparente (lo que se conoce como "líquido cefalorraquídeo", con o sin sangre, que provenga de un oído. Hacerlo podría aumentar la presión sobre el cerebro y causar un daño permanente. 2. Coloque un apósito de gasa estéril sobre el oído y sujételo con un vendaje flojo para evitar que las bacterias ingresen al cerebro. 3. Estabilice la cabeza y el cuello para evitar el movimiento. 4. Llame el numero de emergencia local.

© Jones & Bartlett Learning.

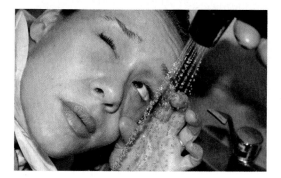

FIGURA 4-10 En caso de quemaduras con sustancias químicas, enjuague los ojos con agua, procurando que el ojo lesionado quede debajo del ojo sano para evitar exponer el ojo sano a la sustancia química.
© Jones & Bartlett Learning.

Objeto incrustado (encajado)

El tratamiento de los objetos incrustados o encajados variará según el tamaño del objeto.

Qué buscar	Qué hacer
Astilla	1. Extráigala con pinzas (es posible que deba usar una aguja esterilizada para ubicar la astilla en una mejor posición para poder extraerla). 2. Lave el área con agua y jabón. 3. Aplique una crema antibiótica. 4. Aplique un apósito adhesivo.
Objeto largo (como un cuchillo, lápiz, varilla de acero; **FIGURA 4-11**)	1. **NO** extraiga ni mueva el objeto. 2. Estabilice el objeto con apósitos voluminosos o almohadillas alrededor de la base del objeto para evitar que se mueva. 3. Si la herida sangra, aplique presión directa alrededor de la base del objeto. **NO** aplique presión sobre el objeto o sobre la piel junto a los bordes afilados del objeto. 4. Si es necesario, reduzca la longitud o el peso del objeto cortándolo o rompiéndolo. 5. Llame el numero de emergencia local si aún no lo ha hecho.

© Jones & Bartlett Learning.

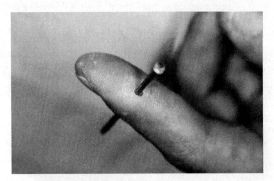

FIGURA 4-11 Objeto incrustado (encajado).
© Academia Estadounidense de Cirujanos Ortopédicos.

Amputaciones y avulsiones

Una amputación es la extirpación de cualquier parte de una extremidad (p. ej., brazo, pierna) u otra parte del cuerpo (p. ej., oreja, nariz). Si se amputa una parte del cuerpo, llame el numero de emergencia local, ya que será necesario actuar de inmediata para volver a reimplantarla. Las partes del cuerpo amputadas que se dejan sin enfriar durante más de 6 horas tienen pocas posibilidades de sobrevivir.

Cuando un trozo de la piel se suelta, pero aún queda adherida y colgando del cuerpo, se denomina "avulsión".

Qué buscar	Qué hacer
Amputación; (**FIGURA 4-12**)	**1.** Llame el numero de emergencia local.
	2. Controle la hemorragia aplicando presión directa; si esto no detiene la hemorragia, aplique un torniquete o un apósito hemostático, si es posible.
	3. Cuidado de la parte amputada:
	• Envuelva la parte amputada en una gasa esterilizada o en un paño limpio embebido con agua o solución salina (asegúrese de quitar el exceso de agua).
	• Coloque la parte envuelta en un recipiente impermeable (por ejemplo, una bolsa de plástico, un envoltorio de plástico).
	• Mantenga la parte fría colocándola envuelta en un recipiente con hielo. **NO** entierre la parte en el hielo ni deje que la parte toque el hielo. **NO** la sumerja en agua.
	• Envíe la parte al centro médico con la persona lesionada.
	4. Si no se encontró la parte amputada, pídales a otras personas que la busquen y, si la encuentran, que la lleven al centro médico al que se trasladó a la persona lesionada.
Avulsión; (**FIGURA 4-13**)	**1.** Vuelva suavemente la piel a su posición normal.
	2. Cubra la zona con un apósito estéril o limpio.
	3. Controle la hemorragia.

© Jones & Bartlett Learning.

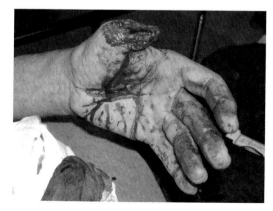

FIGURA 4-12 Amputación.
© E. M. Singletary, M.D. Utilizado con el correspondiente permiso.

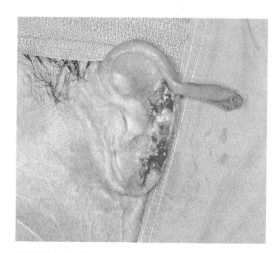

FIGURA 4-13 Avulsión.
© Academia Estadounidense de Cirujanos Ortopédicos.

Lesiones en la cabeza

Si una persona sufre una lesión en la cabeza, sospeche de una lesión de la médula espinal. La gravedad de las lesiones en la cabeza puede variar desde un pequeño corte o hematoma hasta una lesión cerebral grave. Incluyen cualquier daño en el cuero cabelludo, el cráneo o el cerebro.

Qué buscar	Qué hacer
Herida en el cuero cabelludo	1. Controle la hemorragia presionando la herida. Vuelva a colocar cualquier colgajo de piel en su posición original y aplique presión. Otra opción es aplicar una compresa de hielo o una compresa fría instantánea para controlar la hemorragia. 2. Si sospecha de una fractura de cráneo, **NO** aplique presión en exceso; esto podría oprimir fragmentos de hueso en el cerebro. Presione los bordes de la herida para ayudar a controlar la hemorragia. 3. Coloque un apósito seco, estéril o limpio. 4. Mantenga la cabeza y los hombros levantados si no se sospecha de una lesión en la columna. 5. Si la hemorragia continúa, **NO** retire el primer apósito empapado de sangre; en su lugar, agregue más apósitos encima de este. 6. Llame el numero de emergencia local si: • La herida es grande y sangra. • Hay un daño facial importante. • Se presentan signos de conmoción cerebral (p. ej., náuseas y vómitos, dolor de cabeza, somnolencia).

© Jones & Bartlett Learning.

Fractura de cráneo

Qué buscar	Qué hacer
▪ Dolor ▪ Deformidad del cráneo ▪ Sangrado de un oído o de la nariz. ▪ Pérdida de líquido transparente y acuoso de un oído o de la nariz ▪ Decoloración alrededor de los ojos o detrás de las orejas que aparece varias horas después de la lesión. ▪ Pupilas de distinto tamaño ▪ Sangrado abundante del cuero cabelludo (el cráneo o el tejido cerebral pueden estar expuestos) ▪ Objeto incrustado	1. Coloque un apósito estéril o limpio sobre la herida y manténgalo en su lugar aplicando una presión suave. 2. Controle el sangrado presionando en los bordes de la herida y suavemente en el centro para evitar presionar fragmentos de hueso en el cerebro. En estos casos, resultan útiles las almohadillas con forma de rosquilla para aplicar presión alrededor de los bordes de una posible fractura de cráneo. 3. Llame el numero de emergencia local. 4. *Precauciones:* • **NO** mueva la cabeza, el cuello ni la columna. • **NO** limpie la herida. • **NO** extraiga ningún objeto incrustado. • **NO** detenga la hemorragia o el líquido transparente que drena de un oído o de la nariz. • **NO** presione sobre el área fracturada.

© Jones & Bartlett Learning.

Lesión cerebral (conmoción cerebral)

Una conmoción cerebral se considera una lesión cerebral traumática leve y es causada por un choque, golpe o sacudida en la cabeza que puede afectar el normal funcionamiento del cerebro. La mayoría de las conmociones cerebrales (80 a 90 %) se resuelven en 7 a 10 días, aunque algunas personas tardan mucho más en recuperarse. Reconocer una conmoción cerebral es difícil. Los signos o síntomas pueden empeorar en cuestión de minutos u horas.

Qué buscar	Qué hacer
Signos de conmoción cerebral o lesión cerebral traumática leve, que pueden empeorar en minutos u horas: *Síntomas relativos al pensamiento o la memoria:* ■ Dificultad para pensar con claridad ■ Sensación de lentitud ■ Dificultad para concentrarse ■ Dificultad para recordar nueva información *Síntomas físicos:* ■ Dolor de cabeza ■ Visión borrosa o doble ■ Náuseas o vómitos (al inicio) ■ Mareos ■ Sensibilidad a los ruidos o la luz ■ Problemas de equilibrio ■ Sensación de cansancio o falta de energía *Síntomas emocionales o del estado de ánimo:* ■ Irritabilidad ■ Tristeza ■ Mayor sensibilidad ■ Nerviosismo o ansiedad *Síntomas de alteración del sueño:* ■ Dormir más de lo habitual ■ Dormir menos de lo habitual ■ Problemas para conciliar el sueño	1. Si la persona está inconsciente, compruebe que respira. Si no respira, llame el numero de emergencia local y realice reanimación cardiopulmonar (RCP). 2. Si se sospecha de una lesión en el cuello o si la persona está inconsciente: • **NO** mueva la cabeza, el cuello ni la columna. • Dígale a la persona que permanezca lo más inmóvil posible. • Llame el numero de emergencia local. 3. Busque atención médica profesional lo antes posible si la persona: • Se ve muy somnolienta o no es posible despertarla • Tiene una pupila (la parte negra en el centro del ojo) más grande que la otra • Tiene convulsiones • No puede reconocer personas o lugares • Se ve cada vez más confundida, inquieta o agitada • Exhibe un comportamiento inusual • Pierde la consciencia • Tiene dolor de cabeza que empeora o no desaparece • Tiene náuseas o vómitos continuos • Tiene dificultad para hablar 4. Después de la lesión, la persona debe: • Dormir lo suficiente por la noche y descansar durante el día. • Evitar los estímulos visuales y sensoriales (por ejemplo, videojuegos y música alta). • Retomar sus actividades habituales lentamente, no todas a la vez. • Evitar las actividades físicas extenuantes que aumenten la frecuencia cardíaca o requieran mucha concentración. Las actividades físicas y el esfuerzo mental pueden retrasar la recuperación. • Evitar conducir, andar en bicicleta, operar máquinas o practicar deportes hasta que ser evaluada por un proveedor de atención médica. • Evitar todo aquello que pueda provocar otro golpe en la cabeza o el cuerpo. • **NO** tomar aspirina o medicamentos antiinflamatorios, como ibuprofeno o naproxeno, debido al riesgo de hemorragia. El acetaminofeno se puede usar para los dolores de cabeza posteriores a una conmoción cerebral.

Lesión en la columna

Una lesión en la columna incluye daños en el cuello, la espalda, la cadera o la pelvis. Este tipo de lesión es común en ciertas situaciones (p. ej., accidente automovilístico, caída desde cierta altura, herida penetrante), por lo que sospeche de una lesión en la columna si la persona:

■ Tuvo en un accidente automovilístico que involucró una expulsión, un vuelco, altas velocidades o peatones

■ Estuvo involucrada en otros tipos de choques de vehículos motorizados (p. ej., motocicleta, motoneta, vehículo todo terreno, vehículo para la nieve)

- Estuvo involucrada en un accidente de bicicleta o patineta
- Cayó desde cierta altura, especialmente si es una persona mayor
- Se sumergió en aguas poco profundas
- Recibió un golpe en la cabeza

Qué buscar	Qué hacer

Una persona alerta con signos de lesión en la columna:
 	
• Refiere dolor de espalda y entumecimiento y hormigueo en las piernas
	1. Evalúe la sensibilidad y el movimiento en las cuatro extremidades.
	   • Apriete varios dedos de las manos o los pies mientras la persona tiene los ojos cerrados y pregúntele: "¿Puede sentir esto?" y "¿Qué dedo de la mano o del pie estoy tocando?".
	   • Pregunte: "¿Puede mover los dedos de las manos o de los pies?"
	   • Pídale a la persona que le apriete la mano o que empuje un pie contra su mano.
	2. Llame el numero de emergencia local. Espere a que rescatistas capacitados muevan a la persona con el equipo adecuado. **NO** intente mover a la persona. Deje a la persona en la posición en la que la encontró. Dígale a la persona que permanezca lo más inmóvil posible. Considere mover a la persona solo para lo siguiente: proporcionar RCP, abrir una vía respiratoria bloqueada, controlar una hemorragia potencialmente mortal o llegar a un lugar seguro.
	3. **NO** le coloque un collar cervical (**FIGURA 4-14**).
	4. Cubra a la persona con una manta o abrigo para evitar la pérdida de calor.

© Jones & Bartlett Learning.

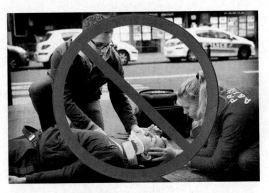

FIGURA 4-14 No coloque un collar cervical a una persona si se sospecha de lesión en la columna.
© AMELIE-BENOIST/BSIP SA/Alamy Stock Photo.

Lesiones en el pecho

Las lesiones en el pecho pueden involucrar huesos fracturados, lesiones penetrantes, y heridas abiertas o cerradas. En todas las lesiones en el pecho, busque y pregunte sobre lo siguiente:

- DOTS (por sus siglas en inglés): deformidades, heridas abiertas, sensibilidad e inflamación
- Frecuencia respiratoria anormal o ruidos anormales (p. ej., gorgoteo)
- Contracción abdominal (protección de un área durante el movimiento)

Fracturas de costillas

Las fracturas de costillas a menudo ocurren en eventos no intencionales (p. ej., caídas, choques de vehículos).

Qué buscar	Qué hacer

• Dolor agudo cuando la persona respira hondo, tose o se mueve
• Contracción abdominal
• Sensibilidad
• Respiración superficial debido al dolor que se produce al respirar hondo o normal.
• Hematomas en la piel sobre la lesión (generalmente se producen a lo largo de la parte lateral del pecho)
	1. Ayude a la persona a encontrar una posición cómoda.
	2. Estabilice el pecho de la siguiente manera:
	  • Haga que la persona sostenga una almohada u otro material blando contra la zona, o
	  • Coloque el brazo del lado lesionado en un cabestrillo y una faja (venda) si es necesario para controlar el dolor.
	3. **NO** coloque vendajes ajustados alrededor del pecho.
	4. Administre medicamentos para el dolor.
	5. Lleve a la persona a la sala de emergencias de un hospital o llame el numero de emergencia local.

© Jones & Bartlett Learning.

Objeto penetrante en el pecho

Qué buscar	Qué hacer
Objeto incrustado (generalmente fácil de ver)	1. Estabilice el objeto en su lugar con apósitos o prendas voluminosas. **NO** intente extraer el objeto. 2. Llame el numero de emergencia local.

© Jones & Bartlett Learning.

Herida abierta en el pecho

Qué buscar	Qué hacer
• Sangre que drena de una herida en el pecho durante la exhalación • Se escucha un sonido de succión durante la inhalación	1. Si no hay hemorragia, deje la herida expuesta al aire sin un apósito ni ningún material que impida la entrada de aire. 2. Si se produce una hemorragia, aplique presión directa con un apósito de gasa seco para controlarla. Si el apósito se empapa de sangre, reemplácelo para evitar que quede aire atrapado en el pecho, lo que podría provocar la muerte. 3. Llame el numero de emergencia local.

© Jones & Bartlett Learning.

Lesiones en el abdomen

Cuando una persona ha sufrido una lesión en el abdomen, una lesión debajo del pecho cerca del estómago y otros órganos, **NO** le dé nada de comer ni beber. Coloque a la persona boca arriba con las rodillas dobladas, si es que esta posición no le causa dolor. Trate el estado de shock y procure que la persona no se enfríe ni tenga mucho calor.

Qué buscar	Qué hacer
Objeto penetrante (p. ej., cuchillo, varilla u otro objeto afilado)	1. **NO** extraiga el objeto penetrante. 2. Estabilice el objeto para evitar que se mueva colocando apósitos o vendajes voluminosos. 3. Llame el numero de emergencia local.

(continúa)

(continúa)

Qué buscar	Qué hacer
Órganos internos que sobresalen de la herida.	1. Coloque a la persona boca arriba con las piernas levantadas hacia el abdomen. 2. **NO** trate de introducir los órganos que sobresalen en el abdomen. 3. **NO** toque los órganos. 4. Cúbralos con un apósito limpio y húmedo. **(FIGURA 4-15)**. Mantenga el apósito en su lugar con cinta adhesiva. **NO** aplique ningún material que se adhiera o se desintegre al mojarlo. 5. Llame el numero de emergencia local.
Golpe fuerte en el abdomen Signos de posibles lesiones internas: ■ Dolor que aumenta gradualmente y puede volverse intenso ■ Dolor que aumenta considerablemente con movimientos leves ■ El abdomen está muy sensible al tacto ■ Sangre en heces o vómitos ■ Hematomas en la piel del abdomen	1. Coloque a la persona de lado con las piernas dobladas; es posible que vomite. 2. Busque atención médica profesional si se presentan signos de posibles lesiones internas.

© Jones & Bartlett Learning.

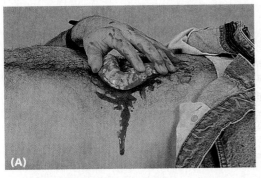 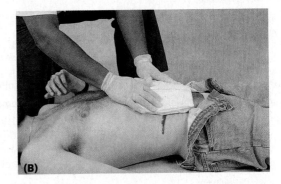

FIGURA 4-15 A. Órganos que sobresalen. **B.** Cubra los órganos que sobresalen con un apósito limpio y húmedo.
A y B. © Jones & Bartlett Learning. Cortesía de MIEMSS.

Lesiones en huesos, articulaciones y músculos

En el caso de lesiones en huesos, articulaciones y músculos, siga el procedimiento RICE (por sus siglas en inglés) en la **TÉCNICA 4-5**.

R = *Reposo.*
I = *Hielo.*
C = *Compresión.*
E = *Elevación.*

Técnica 4-5 Procedimiento RICE para lesiones en huesos, articulaciones y músculos

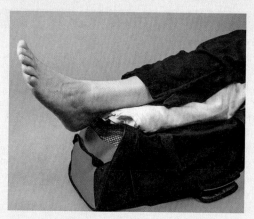

1 R = Reposo
NO use ni mueva esa parte del cuerpo.

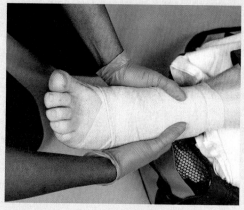

2 I = Hielo
Aplique una compresa fría o de hielo durante 20 minutos (o 10 minutos si resulta incómodo) cada 2 a 3 horas durante las primeras 24 a 48 horas. Coloque hielo triturado o en cubos en una bolsa de plástico o un paño húmedo con una mezcla de hielo y agua, y coloque un paño delgado entre la bolsa de hielo y la piel para protegerla. **NO** coloque la compresa fría o de hielo directamente sobre la piel. Se puede usar una venda elástica para mantener la compresa en su lugar.

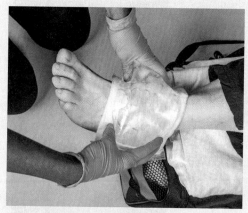

3 C = Compresión
Coloque una venda elástica cuando no aplique hielo

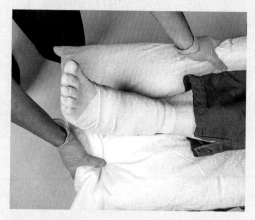

4 E = Elevación
Si no hay huesos fracturados, mantenga la parte lesionada a una mayor altura que el corazón tanto como sea posible.

Lesiones en huesos (fracturas)

Puede ser difícil saber si un hueso está fracturado. En caso de duda, trate la lesión como si fuera una fractura. Todos los huesos fracturados necesitan atención médica profesional, incluso si no es necesario llamar el numero de emergencia local.

Qué buscar	Qué hacer

Busque y pregunte por DOTS:
 	
• **D** = **D**eformidades (compare la parte lesionada con la parte ilesa del lado opuesto; **FIGURA 4-16**)
• **O** = **H**eridas abiertas
• **T** = **S**ensibilidad y dolor
• **S** = **I**nflamación que se produce rápidamente
	1. La parte se puede sujetar cuando la persona debe ser transportada a un centro médico a corta distancia o hasta la llegada del servicio de emergencias médicas. Si el SEM se retrasa o la persona debe ser transportada una larga distancia:
	  • Siga el procedimiento RICE.
	  • Utilice una férula para estabilizar la pieza y evitar el movimiento.
	2. **NO** mueva ni intente enderezar una extremidad lesionada (en áreas silvestres o en lugares remotos se puede hacer una excepción).
	3. Llame el numero de emergencia local si tiene una extremidad azulada o extremadamente pálida, una herida abierta o si sospecha de fracturas en el fémur (muslo) o en la pelvis.
	4. Si sangra por una herida abierta en el área lesionada:
	  • Controle el sangrado aplicando presión sobre los bordes de la herida.
	  • Cubra el hueso expuesto con un apósito estéril. **NO** empuje el hueso.

© Jones & Bartlett Learning.

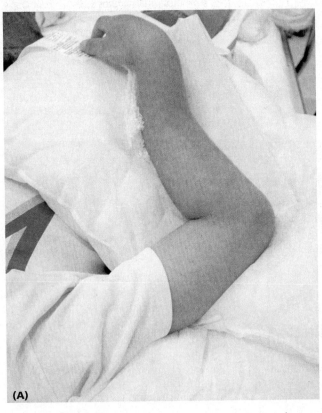

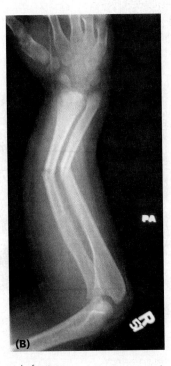

FIGURA 4-16 A. Fractura cerrada de antebrazo. **B.** Radiografía que muestra la fractura.
A y B. © E. M. Singletary, M.D. Utilizado con el correspondiente permiso.

Pautas para el entablillado

Todos los huesos fracturados y las luxaciones deben estabilizarse antes de mover a la persona. En caso de duda, aplique un entablillado. Para estabilizar una fractura o luxación se pueden utilizar varios objetos. El dispositivo puede ser rígido (p. ej., tabla de madera; **FIGURA 4-17**) o blando (p. ej., cojín; **FIGURA 4-18**). El autoentablillado es aquel en el que la parte del cuerpo lesionada se sujeta a una parte sana. Ejemplos de esto incluyen sujetar un dedo lesionado a un dedo adyacente (**FIGURA 4-19**), sujetar ambas piernas (**FIGURA 4-20**) o sujetar un brazo al pecho (**FIGURA 4-21**).

1. Cubra las heridas abiertas con un apósito seco, estéril o limpio.
2. Pídale a la persona que cierre los ojos y pregúntele si siente cuando usted le aprieta suavemente los dedos de los pies o de las manos, y pídale que mueva los dedos de los pies o de las manos a menos que estén lesionados.
3. Aplique los entablillados con firmeza, pero evite afectar la circulación sanguínea. Proteja los entablillados con prendas u otro material para aportar mayor comodidad. (Un brazo fracturado, además de entablillado, debe colocarse en un cabestrillo y una faja; **TÉCNICA 4-6**.)
4. **NO** intente volver a colocar una articulación dislocada.
5. **NO** mueva a una persona si sospecha que tiene una lesión en la columna a menos que sea absolutamente necesario

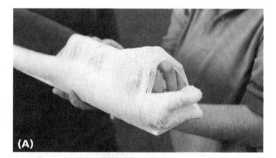

(A)

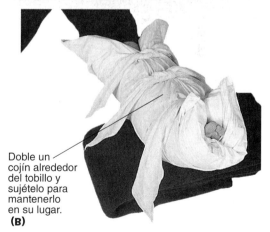

Doble un cojín alrededor del tobillo y sujételo para mantenerlo en su lugar.
(B)

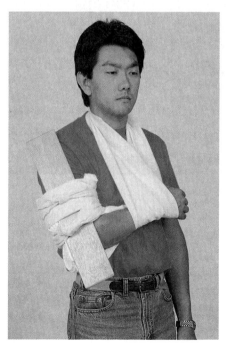

FIGURA 4-17 Entablillado rígido (tabla de madera) en la parte superior del brazo con cabestrillo, faja y material mullido entre el brazo y el pecho.
© Jones & Bartlett Learning.

FIGURA 4-18 Entablillado blando. **A.** Entablillado en antebrazo que muestra una combinación de aplicación rígida (tabla de madera) y blanda (toalla de baño gruesa). **B.** Tobillo y pie.
© Jones & Bartlett Learning.

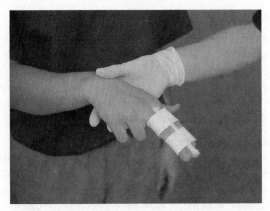

FIGURA 4-19 Auto-entablillado o entablillado anatómico.
© Jones & Bartlett Learning.

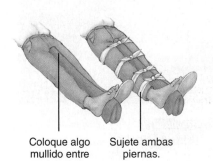

Coloque algo
mullido entre
las piernas.

Sujete ambas
piernas.

FIGURA 4-20 Pierna lesionada sujetada a la pierna ilesa.
© Jones & Bartlett Learning.

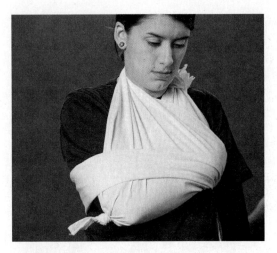

FIGURA 4-21 Cabestrillo con faja.
© Jones & Bartlett Learning.

Técnica 4-6 Colocación de un cabestrillo

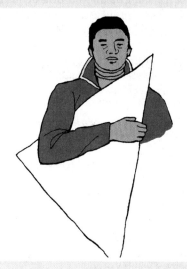

1 Coloque el vendaje entre el antebrazo y el pecho, con la punta del vendaje hacia el codo, y estírelo más allá del codo. Pase el extremo superior del vendaje sobre el hombro sano.

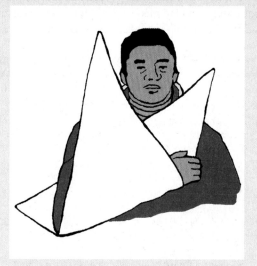

2 Pase el extremo inferior del vendaje sobre el antebrazo.

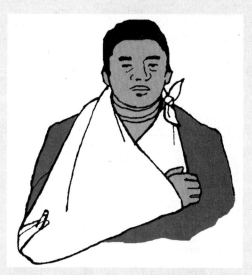

3 Pase el extremo del vendaje alrededor del cuello hacia el lado sano y átelo al otro extremo en el hueco por encima de la clavícula del lado sano.

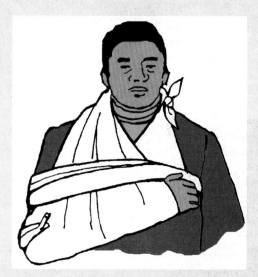

4 Coloque una faja alrededor de la parte superior del brazo y el cuerpo. El centro de la faja debe colocarse sobre el brazo. El pulgar debe quedar hacia arriba dentro del cabestrillo y la mano debe quedar ligeramente por encima del nivel del codo.

Lesiones en articulaciones

Una luxación ocurre cuando una articulación (p. ej., un hombro) se separa y permanece separada. Si bien es posible que la lesión no requiera llamar el numero de emergencia local, la mayoría de las personas requerirán atención médica profesional. La deformidad de la articulación suele ser obvia, pero a menudo es difícil distinguir una luxación de una fractura grave. No se debe intentar volver a ubicar la articulación.

Qué buscar	Qué hacer

Luxación
 • Hombro anterior (representa el 95 % de todas las luxaciones de hombro; **FIGURA 4-22**)
  • Incapacidad para tocar el hombro opuesto con la mano del brazo lesionado
  • El brazo se mantiene alejado del cuerpo
  • Deformidad en comparación con el otro hombro
  • Dolor extremo
 • Rótula (rodilla; **FIGURA 4-23**)
  • La rótula se ha movido hacia el exterior de la articulación de la rodilla (se ve un bulto grande debajo de la piel).
  • Deformidad en comparación con la otra rodilla
  • Dolor extremo
 • Dedo (**FIGURA 4-24**)
  • Deformidad en comparación con el dedo de la otra mano
  • Incapacidad para usa el dedo
	1. Llame el numero de emergencia local o busque atención médica profesional.
	 2. La parte se puede sujetar cuando la persona debe ser transportada a un centro médico a corta distancia o hasta que llega el servicio de emergencias médicas. Si el SEM se retrasa o la persona debe ser transportada una larga distancia:
	  • Siga el procedimiento RICE.
	  • Utilice una férula para estabilizar la pieza y evitar el movimiento.
	 3. **NO** intente reducir ni restaurar una luxación. En un curso de primeros auxilios en la naturaleza puede aprender que los siguientes tres tipos de luxaciones se pueden restaurar: hombro anterior, rótula y dedos.
	 4. Si sangra por una herida abierta en el área lesionada:
	  • Controle el sangrado aplicando presión sobre los bordes de la herida.
	  • **NO** empuje el hueso.

• Esguince (**FIGURA 4-25**)
  • Sensibilidad o dolor
  • Inflamación
  • Hematomas
	1. La mayoría de los esguinces no requieren atención médica profesional. Si la recuperación parece prolongarse, consulte a un médico.
	 2. Siga el procedimiento RICE.

© Jones & Bartlett Learning.

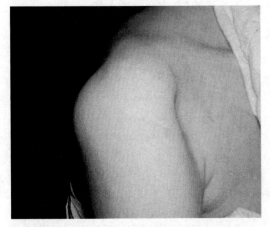

FIGURA 4-22 Luxación de hombro.
© Academia Estadounidense de Cirujanos Ortopédicos.

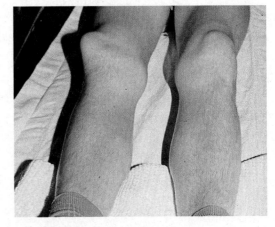

FIGURA 4-23 Luxación de rótula.
© Academia Estadounidense de Cirujanos Ortopédicos.

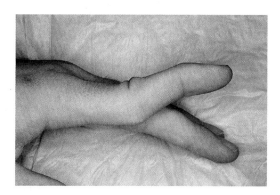

FIGURA 4-24 Luxación de dedo.
© Jones & Bartlett Learning.

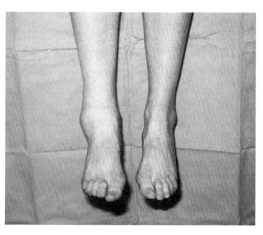

FIGURA 4-25 Esguince de tobillo.
© Academia Estadounidense de Cirujanos Ortopédicos.

Lesiones en músculos

Tres tipos de lesiones en músculos son calambres (espasmos) musculares, hematomas (golpes) y esguinces (desgarros) musculares.

Qué buscar	Qué hacer
Calambre muscular • Dolor muscular repentino • Un músculo, a menudo el músculo de la pantorrilla, se siente duro debido a la contracción muscular • Malestar residual, que puede durar algunas horas	**1.** Pruebe uno o más de estos métodos para relajar el músculo: • Estire el músculo afectado suavemente. • Presione el músculo. • Aplique una compresa fría o de hielo sobre el músculo, colocando un paño fino entre la piel y la compresa fría o de hielo. • Si los calambres se producen mientras se realiza ejercicio en un ambiente caluroso, beba agua fría con un poco de sal (un cuarto de cucharadita [1.25 ml] de sal en un cuarto de galón [aproximadamente 1 L] de agua) o una bebida deportiva comercial. **2. NO** administre pastillas de sal.
Hematoma muscular • Golpe en un músculo • Inflamación • Sensibilidad y dolor • Marca negra y azul que aparece horas después	Siga el procedimiento RICE.
Esguince muscular • Se produce mientras se realiza actividad física • Dolor agudo • Sensibilidad extrema • Incapacidad de usar la parte lesionada • Rigidez y dolor cuando se usa el músculo	Siga el procedimiento RICE.

© Jones & Bartlett Learning.

Quemaduras
Quemaduras térmicas

La mayoría de las quemaduras térmicas son leves. Las quemaduras superficiales y pequeñas de espesor parcial rara vez requieren atención médica profesional. Por el contrario, las quemaduras grandes de espesor parcial y todas las de espesor total, las vías respiratorias quemadas y las quemaduras circunferenciales (que rodean por completo una parte del cuerpo) requieren atención médica profesional lo antes posible:

1. ¡Detenga la quemadura! Si se incendian las prendas, haga que la persona ruede por el suelo utilizando el método de "detenerse, caer y rodar". Apague las llamas con una manta o moje a la persona con agua. Quítese la ropa y todas las joyas, especialmente los anillos, del área donde se produjo la quemadura.
2. Verifique y controle la respiración si la persona inhaló aire caliente o estuvo en una explosión.
3. Determine la profundidad de la quemadura. Esto puede ser difícil, pero ayudará a determinar qué primeros auxilios debe proporcionar.
4. Determine el tamaño de la quemadura usando la regla de la palma de la mano. La mano de la persona (incluida la palma, los dedos cerrados y el pulgar) equivale aproximadamente al 1 % de su superficie corporal total (SCT).
5. Determine qué partes del cuerpo están quemadas. Las quemaduras en la cara, las manos, los pies y los genitales son más graves que las quemaduras en otras partes del cuerpo.
6. Busque atención médica profesional o llame el numero de emergencia local en los siguientes casos:
   - Quemaduras en la cara, el cuello, las manos, los pies o los genitales
   - Dificultad para respirar
   - Piel herida o con ampollas
   - Área quemada considerable (p. ej., espalda, tronco)
   - Quemaduras de tercer grado y quemaduras de segundo grado grandes
   - Otras cuestiones (p. ej., tos, sibilancias, voz ronca o exposición al monóxido de carbono)

Qué buscar	Qué hacer
Signos de una quemadura de primer grado (superficial; **FIGURA 4-26**): - Enrojecimiento - Inflamación leve - Sensibilidad - Dolor	1. Sumerja la zona quemada en agua fresca o fría, colóquela bajo un chorro de agua fría o aplique una compresa húmeda, fresca o fría durante al menos 10 minutos tan pronto como sea posible. (**FIGURA 4-27**). Si no se dispone de agua fría, utilice cualquier otro líquido frío a disposición. **NO** aplique hielo, agua helada ni agua salada. 2. Administre ibuprofeno (en el caso de niños y adolescentes, administre paracetamol). 3. Haga que la persona beba la mayor cantidad de agua que le sea posible sin sentir náuseas. 4. Mantenga la pierna o el brazo quemado levantado y quite las joyas. 5. Una vez que la quemadura se haya enfriado, aplique gel de aloe vera o una crema hidratante de bajo costo. Las quemaduras de primer grado no necesitan cubrirse.

Qué buscar	Qué hacer
Signos de una quemadura pequeña de segundo grado de menos del 20 % de la SCT (espesor parcial); **FIGURA 4-28**): ▪ Ampollas ▪ Inflamación ▪ Supuración de líquidos ▪ Dolor intenso	Siga los pasos para tratar quemaduras de primer grado, además de lo siguiente: 1. Una vez que la quemadura se haya enfriado, aplique una delgada capa de crema antibacteriana. 2. Cubra la quemadura con un apósito suelto, seco, antiadherente, estéril o limpio. 3. **NO** reviente las ampollas.
Quemadura segundo grado grande de más del 20 % de la SCT (espesor parcial)	Siga los pasos para tratar quemaduras de primer grado, además de lo siguiente: 1. Aplique frío, pero controle para evitar una hipotermia. 2. **NO** reviente las ampollas. 3. Llame el numero de emergencia local.
Signos de una quemadura de tercer grado (espesor total; **FIGURA 4-29**): ▪ Piel reseca, curtida, de color gris o carbonizada	1. Cubra la quemadura con un apósito seco, antiadherente, estéril o limpio. 2. **NO** aplique frío. 3. **NO** aplique geles ni cremas en la quemadura. 4. Llame el numero de emergencia local.

© Jones & Bartlett Learning.

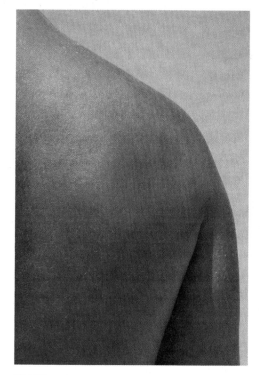

FIGURA 4-26 Quemadura de primer grado.
© Suzanne Tucker/Shutterstock.

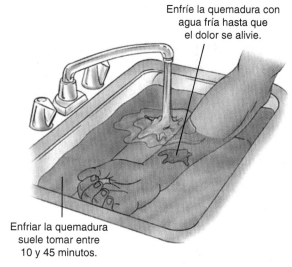

Enfríe la quemadura con agua fría hasta que el dolor se alivie.

Enfriar la quemadura suele tomar entre 10 y 45 minutos.

FIGURA 4-27 Coloque la zona quemada bajo el agua para enfriar la quemadura.
© Jones & Bartlett Learning.

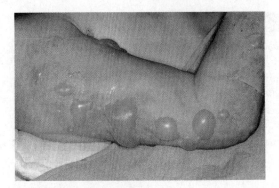

FIGURA 4-28 Quemadura de segundo grado.
© Academia Estadounidense de Cirujanos Ortopédicos.

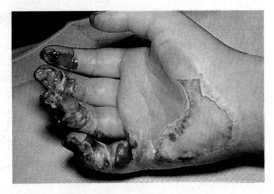

FIGURA 4-29 Quemadura de tercer grado.
© Academia Estadounidense de Cirujanos Ortopédicos.

Quemaduras eléctricas

Toda persona electrocutada necesita recibir atención médica profesional; llame el numero de emergencia local. El mayor daño se produce en el interior del cuerpo; por lo tanto, la quemadura externa puede parecer pequeña (consulte la **FIGURA 4-30**). Si la persona está dentro de un edificio y todavía está en contacto con la electricidad (p. ej., cable de alimentación, dispositivo eléctrico, cable sin aislamiento), corte la electricidad desde la caja de fusibles, disyuntor o caja de interruptores exterior, o desenchufe el aparato. Si la persona electrocutada está en contacto con un cable eléctrico de alta tensión, siga los siguientes pasos:

- Llame el numero de emergencia local para que una persona corte la electricidad o los cables.
- **NO** toque ni mueva los cables eléctricos ni a la persona.
- **NO** intente mover cables o dispositivos eléctricos con un palo de madera, cuerda ni ningún otro elemento.
- Mantenga a las personas alejadas del área.

Qué buscar	Qué hacer
<ul><li>Quemadura, que puede parecer pequeña.</li><li>Heridas con entrada y salida (por lo general, la electricidad sale por donde el cuerpo toca una superficie o está en contacto con el suelo [es decir, un objeto metálico]; suele ser la mano o el pie).</li><li>Quemaduras múltiples (la mayoría de las quemaduras eléctricas son quemaduras de tercer grado).</li><li>Ausencia de respiración o pulso (la electricidad puede hacer que se detenga la respiración o el corazón de la persona).</li></ul>	Una vez que el área sea segura: 1. Controle la respiración de cualquier persona inmóvil e inconsciente y, en caso de ausencia de respiración, comience a realizar RCP. 2. Llame el numero de emergencia local de inmediato. Toda persona electrocutada necesita recibir atención médica profesional. 3. Si la persona se cayó, revise si tiene huesos fracturados y una lesión en la columna. 4. La mayoría de las quemaduras eléctricas son quemaduras de tercer grado, por lo tanto, cubra todas las quemaduras con apósitos estériles. Trate las quemaduras como lo haría con quemaduras de tercer grado.

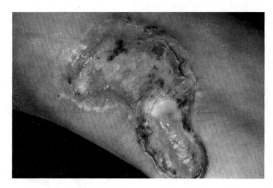

FIGURA 4-30 Quemadura eléctrica.
© Charles Stewart MD, EMDM, MPH.

Quemaduras con sustancias químicas

Llame el numero de emergencia local de inmediato para todas las quemaduras con sustancias químicas. Asegúrese de evitar el contacto con sustancias químicas; use guantes y, si es posible, gafas protectoras (**FIGURA 4-31**). Si la quemadura ocurrió en el lugar de trabajo, envíe a alguien para que revise las hojas de datos de seguridad (HDS) de los materiales peligrosos utilizados en el lugar de trabajo. Las HDS incluyen los procedimientos de primeros auxilios. La Administración de Salud y Seguridad Ocupacional establece que los empleadores deben identificar los peligros de las sustancias químicas mediante etiquetas (**FIGURA 4-32**).

Qué buscar	Qué hacer
• Dolor • Ardor • Dificultad para respirar • Dolor en los ojos o cambios en la vista	Los primeros auxilios son los mismos para la mayoría de las quemaduras con sustancias químicas. Una vez que el área sea segura: **1.** Retire la sustancia química seca o en polvo de la piel con una mano enguantada o un paño antes de enjuagar con agua. **2.** En el caso de ácidos y álcalis, enjuague la quemadura inmediatamente con abundante agua corriente fría durante al menos 20 minutos o hasta que llegue el SEM. La ropa y las joyas se pueden quitar mientras se enjuaga la quemadura. **3.** Llame el numero de emergencia local de inmediato para todas las quemaduras con sustancias químicas. **4.** **NO** intente neutralizar la sustancia química. **5.** En el caso de presencia de una sustancia química en un ojo: Incline la cabeza de modo que el ojo afectado quede debajo de la nariz y lave el ojo con agua tibia (en el ojo se tolera mejor que el agua fría) desde la nariz hasta el lado de la cara durante al menos 20 minutos.

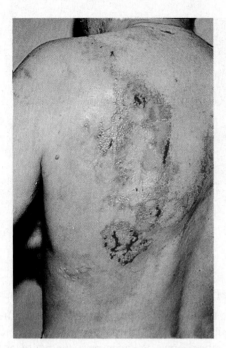

FIGURA 4-31 Quemadura con sustancia química.
© Academia Estadounidense de Cirujanos Ortopédicos.

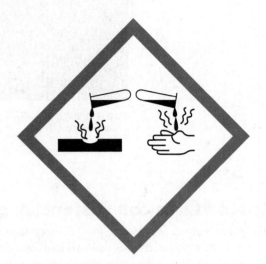

FIGURA 4-32 El envase de las sustancias químicas corrosivas incluye este pictograma.
© Jones & Bartlett Learning.

Shock

El shock se produce cuando los tejidos del cuerpo no reciben suficiente sangre rica en oxígeno. No confunda esta afección con una descarga eléctrica o con "estar en shock", en el sentido de estar asustado o sorprendido. El shock implica riesgo de muerte. Trate el shock si una persona presenta algo de lo siguiente:

- Hemorragia masiva externa o interna
- Infección grave
- Múltiples fracturas de huesos graves
- Signos de infarto
- Lesión abdominal o torácica
- Reacción alérgica grave

Incluso si no hay signos de shock, debe seguir los procedimientos para el tratamiento de personas lesionadas que se encuentran en la siguiente tabla.

Qué buscar	Qué hacer
Lesiones	Trate todas las lesiones.
La persona está consciente y respira con normalidad	**1.** Mantenga a la persona acostada (horizontal) boca arriba. **2.** Si no hay signos de una lesión en una pierna y no le causa dolor, los pies se pueden elevar de 15 a 30 cm (6 a 12 pulgadas); **FIGURA 4-33**). **3.** **NO** le dé nada de comer ni beber a menos que la ayuda médica se demore más de 1 hora, en cuyo caso, se le pueden dar sorbos de agua si el líquido no le provoca náuseas o vómitos.
La persona está inconsciente y respira	**1.** Coloque la persona de lado (posición de recuperación; consulte la página 22). **2.** **NO** mueva a la persona si tiene una lesión en el cuello, la espalda, la cadera o la pelvis; déjela en la posición en la que la encontró a menos que hacerlo sea poco seguro. **3.** Llame el numero de emergencia local. **4.** Evite la pérdida de calor colocando mantas o abrigos debajo y sobre la persona.

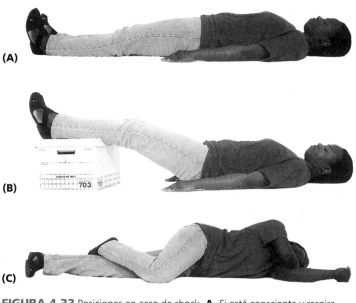

(A)

(B)

(C)

FIGURA 4-33 Posiciones en caso de shock. **A.** Si está consciente y respira normalmente, mantenga a la persona boca arriba. **B.** Si no hay signos de lesión y no le causa dolor, los pies se pueden elevar de 15 a 30 cm (6 a 12 pulgadas). **C.** Si está inconsciente, gire a la persona de lado.
© Jones & Bartlett Learning.

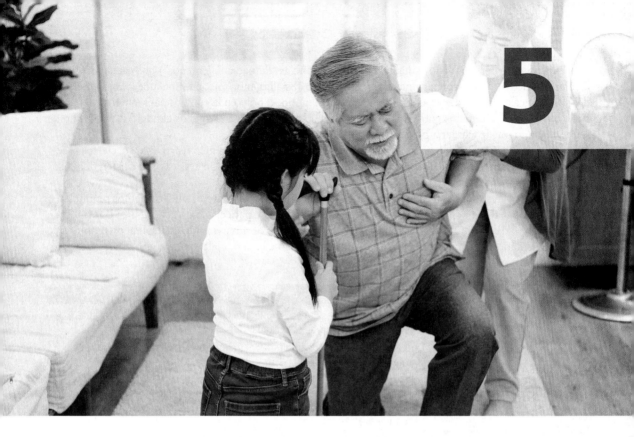

5

Enfermedades repentinas

Asma

Normalmente, las vías respiratorias que van a los pulmones están completamente abiertas cuando respiramos, por lo que el aire entra y sale libremente. Las personas con asma tienen vías respiratorias muy sensibles que se inflaman con facilidad. Los episodios o crisis asmáticas solo se producen cuando algo perturba las vías respiratorias. Durante un episodio, la persona puede toser y jadear (hacer un silbido agudo o chirriante al respirar). También puede quedarse sin aire o tener dificultad para respirar. A veces, un episodio es tan grave que la persona necesita atención médica profesional de emergencia para volver a respirar normalmente.

RESUMEN DEL CAPÍTULO

> Asma

> Reacciones alérgicas graves (anafilaxia)

> Ataque cardíaco

> Accidente cerebrovascular

> Desmayo

> Convulsiones

> Emergencias diabéticas

> Complicaciones en el embarazo

Para muchas personas con asma, las mismas sustancias (llamadas "alérgenos") que causan síntomas de alergia pueden desencadenar una crisis asmática. Estos alérgenos pueden inhalarse, como en el caso del polen, la caspa de animales, el humo de tabaco, el moho, el polvo o la contaminación del aire, o ingerirse, como en el caso de los mariscos. Evitar o limitar la exposición a alérgenos conocidos y al humo de segunda mano puede ayudar a prevenir las crisis asmáticas.

En algunas personas, una crisis asmática puede ser causada por ejercicio físico intenso, ciertos medicamentos, emociones, estrés e incluso el mal tiempo, como las tormentas eléctricas. No existen dos casos de asma exactamente iguales.

No todas las personas con asma toman el mismo medicamento. Algunos medicamentos se inhalan o aspiran y otros se toman en forma de pastilla. Los medicamentos para el asma se dividen en dos tipos: de alivio rápido (o de rescate) y de largo plazo. Los medicamentos de alivio rápido controlan los síntomas de una crisis asmática. Los medicamentos a largo plazo ayudan a la persona a tener menos crisis y que sean más leves, pero no ayudan durante una crisis asmática.

Qué buscar	Qué hacer
<ul><li>Tos frecuente</li><li>Sibilancias</li><li>Dificultad para respirar</li><li>Incapacidad de comunicarse con oraciones completas sin detenerse para respirar</li><li>La persona se sienta en posición de trípode (inclinada hacia adelante con las manos en las rodillas u otro apoyo e intenta respirar)</li></ul>	1. Haga que la persona se siente erguida, inclinada ligeramente hacia adelante, y desprenda cualquier prenda ajustada. 2. Anime a la persona a que se siente y permanezca tranquila, y a que respire de forma lenta y profunda por la nariz y exhale por la boca. 3. Pregúntele a la persona si toma algún medicamento para el asma. La mayoría de las personas con asma tiene un inhalador de alivio rápido que le ha recetado el médico, que a menudo viene con un espaciador o cámara de retención (**FIGURA 5-1**). 4. Si la persona tiene un inhalador de alivio rápido (de rescate), ayúdelo a usarlo. **NO** pida prestado ni use el inhalador de otra persona. Los inhaladores de alivio rápido pueden tener o no un espaciador (los espaciadores ayudan a administrar más medicamento en los pulmones, ya que mantienen el medicamento dentro durante unos segundos para que el usuario no tenga que inhalar y presionar el inhalador al mismo tiempo). Si el inhalador no tiene espaciador, siga los pasos en la **TÉCNICA 5-1**. Si el inhalador tiene espaciador, siga los pasos en la **TÉCNICA 5-2**. Una tercera técnica que no se muestra en este libro consiste en que la persona coloque el inhalador a una distancia de 2,5 a 5 cm (1 a 2 pulgadas) de la boca, no en la boca ni con un espaciador. 5. La mejora en la respiración se debe observar dentro de los 5 a 15 minutos. Es posible que se necesiten dosis adicionales para detener una crisis asmática. **NO** se exceda de la dosis que le recetaron a la persona. Si la dificultad para respirar aún persiste, busque asistencia médica profesional de inmediato. 6. Llame el numero de emergencia local de inmediato si: <ul><li>La persona tiene dificultades para respirar, hablar o permanecer despierta.</li><li>No puede pronunciar una o dos palabras seguidas.</li><li>Los labios o las uñas se vuelven azules.</li><li>La persona pide atención médica profesional.</li><li>No se observa una mejoría después de usar su inhalador de alivio rápido o no tiene un inhalador de rescate.</li><li>Se producen crisis repetidas.</li><li>Se produce una crisis grave y prolongada.</li></ul>7. **NO** suponga que la afección de la persona está mejorando si ya no se escuchan las sibilancias.

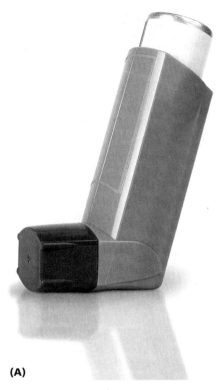

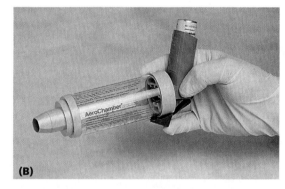

(A)

(B)

FIGURA 5-1 A. Inhalador sin espaciador. **B.** Inhalador con espaciador.
A. © Chaiwat Hemakom/Shutterstock; **B.** © Jones & Bartlett Learning.

Técnica 5-1 Uso de un inhalador sin espaciador

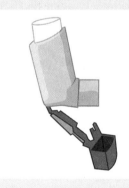

1 Quite la tapa del inhalador y asegúrese de que la boquilla y el orificio del rociador estén limpios.

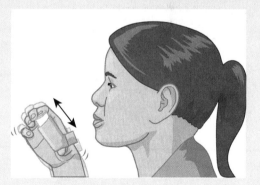

2 Agite el inhalador de 10 a 15 veces.

(continúa)

Técnica 5-1 Uso de un inhalador sin espaciador (continúa)

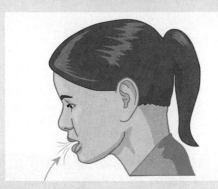

3 Sin el inhalador, pídale a la persona que respire profundo y que luego exhale por completo.

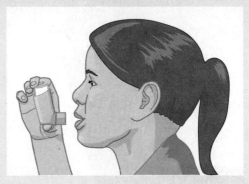

4 Haga que la persona sostenga el inhalador en posición vertical, entre el dedo índice y el pulgar

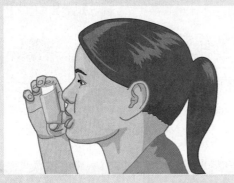

5 Haga que la persona se coloque la boquilla del inhalador en la boca, por encima de la lengua y entre los dientes, y que luego cierre los labios alrededor del inhalador.

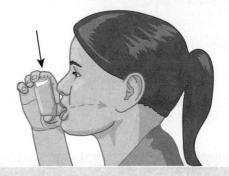

6 Haga que la persona comience a inhalar lentamente, y que luego presione el inhalador una vez mientras inhala todo el aire que pueda. Luego, dígale que contenga la respiración durante 5 a 10 segundos, con la boca cerrada.

7 Cuando hayan transcurrido 5 a 10 segundos, dígale a la persona que abra la boca y exhale lentamente. Si la persona necesita otra dosis de medicamento, espere 1 minuto antes de repetir los pasos anteriores.

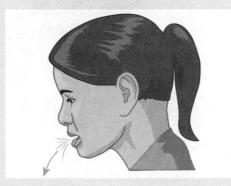

Técnica 5-2 Uso de un inhalador con espaciador

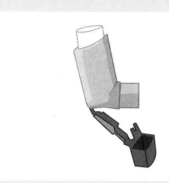

1 Quite la tapa del inhalador y revise la boquilla para asegurarse de que esté limpia.

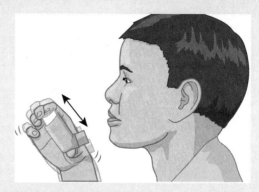

2 Agite el inhalador de 10 a 15 veces.

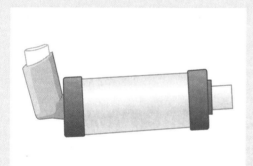

3 Inserte la boquilla del inhalador en el extremo del espaciador.

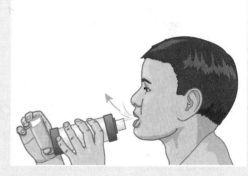

4 Haga que la persona sostenga el inhalador y el espaciador entre el dedo índice y el pulgar. Luego, sin el inhalador, pídale a la persona que respire profundo y exhale por completo.

5 Haga que la persona se coloque la boquilla del espaciador en la boca, por encima de la lengua, y que luego cierre los labios alrededor del espaciador.

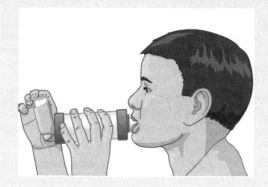

(continúa)

Técnica 5-2 Uso de un inhalador con espaciador   *(continúa)*

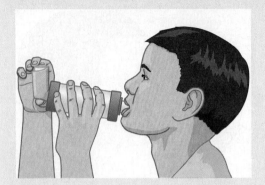

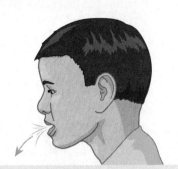

6 Haga que la persona incline la cabeza ligeramente hacia el techo y presione la parte superior del inhalador para administrar una dosis de medicamento. Dígale a la persona que respire lentamente todo el aire que pueda y que retenga el aire entre 5 y 10 segundos con la boca cerrada.

7 Cuando hayan transcurrido de 5 a 10 segundos, dígale a la persona que abra la boca, aleje el inhalador de la boca y exhale lentamente. Si la persona necesita otra dosis de medicamento, espere 1 minuto antes de repetir los pasos anteriores.

© Jones & Bartlett Learning.

Reacciones alérgicas graves (anafilaxia)

Muchas personas reaccionan a ciertos factores desencadenantes (p. ej., algunos alimentos, ciertos medicamentos, picaduras de insectos y el látex). Cuando entran en contacto con estos desencadenantes, pueden presentar síntomas como estornudos, congestión o secreción nasal y picazón en los ojos, la nariz o la piel.

Cuando el cuerpo reacciona de forma exagerada a los desencadenantes de alergias y libera sustancias químicas para protegerse, se produce una reacción alérgica grave llamada **anafilaxia**. La anafilaxia se produce rápidamente y puede ser mortal.

La **epinefrina** es un medicamento que puede detener esta reacción alérgica grave. Se puede adquirir con una receta médica y se puede autoadministrar mediante un autoinyector de epinefrina (**FIGURA 5-2**). Se recomienda enfáticamente que las personas que anteriormente hayan tenido una emergencia anafiláctica o puedan tenerla (como una reacción anterior a la novocaína en un consultorio odontológico) tengan a mano dos autoinyectores recetados por un médico en todo momento. Los dispositivos se deben reemplazar una vez que caducan.

La mayoría de las reacciones alérgicas no requieren la administración de epinefrina, pero un pequeño porcentaje de las reacciones pueden evolucionar a una anafilaxia potencialmente mortal.

Los antihistamínicos (p. ej., Benadryl) no salvan la vida, ya que tardan demasiado en hacer efecto; sin embargo, son útiles para tratar reacciones alérgicas leves (p. ej., alergias estacionales).

Siempre sospeche de anafilaxia si una persona presenta signos de tener una reacción alérgica grave en cuestión de minutos o incluso segundos después de comer, tomar medicamentos o ser picada por un insecto. Sin embargo, las reacciones anafilácticas también se pueden producir hasta una hora o más después de la exposición al alérgeno.

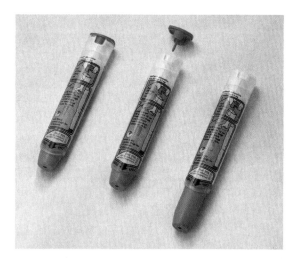

FIGURA 5-2 A la izquierda, un autoinyector EpiPen intacto antes de su uso. En el centro, dispositivo con la tapa de seguridad azul quitada. Justo después de la inyección, la cubierta naranja se extiende automáticamente para garantizar que la aguja nunca quede expuesta. En el mercado también se pueden encontrar otras marcas de autoinyectores de epinefrina.
© Mark Kelly/Alamy Stock Photo.

Qué buscar	Qué hacer
Reacción alérgica grave (anafilaxia): ▪ Boca: inflamación de los labios, lengua, boca, nariz ▪ Garganta: inflamación, picazón, dificultad para tragar y hablar ▪ Piel: inflamación alrededor de los ojos, enrojecimiento, picazón intensa ▪ Respiración: dificultad para respirar, tos o sibilancias (silbidos al respirar) ▪ Abdomen: calambres, náuseas, vómitos ▪ Estado de inconsciencia ▪ Etiqueta de identificación médica	**1.** Llame el numero de emergencia local de inmediato. Los efectos de la epinefrina desaparecerán, por lo que es importante buscar atención médica profesional o acudir a una sala de emergencias incluso después de lograr resultados positivos con un autoinyector. **2.** Pregunte sobre reacciones alérgicas graves anteriores. **3.** Busque o pregunte si la persona tiene una etiqueta de identificación médica. **4.** Si la persona tiene su propio autoinyector de epinefrina recetado por un médico, generalmente sabrá cuándo y cómo usarlo. Si la persona pide ayuda, y las leyes de su estado permiten que se coloque una inyección, use su autoinyector recetado (**TÉCNICAS 5-3**). • Si no hay un autoinyector de epinefrina a disposición, use un inhalador para el asma o un descongestionante nasal en aerosol. Si la persona puede tragar, dele un antihistamínico (p. ej., Benadryl) como se indica en la etiqueta. Los antihistamínicos no salvan la vida, ya que tardan demasiado en hacer efecto, pero pueden ayudar a prevenir reacciones posteriores. Controle a la persona hasta que llegue la atención médica profesional. • Después de administrar un autoinyector de epinefrina, quédese con la persona y continúe tranquilizándola y controlándola hasta que lleguen los servicios de emergencias médicas (SEM). **5.** NO inyecte otra dosis inmediatamente después de la primera. Espere de 5 a 10 minutos.

(continúa)

(continúa)

Qué buscar	Qué hacer
	6. Si la persona no mejora de 5 a 10 minutos después de la primera dosis o la llegada del SEM superará los 5 a 10 minutos, considere administrar una segunda dosis si tiene un segundo inyector. Aproximadamente el 20 % de las personas que reciben una primera dosis necesitarán una segunda dosis. En caso de duda, administre una segunda dosis. **7.** Si no hay signos de respiración, llame el numero de emergencia local si aún no lo ha hecho y comience con la reanimación cardiopulmonar (RCP).
Reacción alérgica leve: • Picazón en los ojos • Picazón, estornudos, congestión o secreción nasal • Picazón o erupción cutánea, generalmente en una parte del cuerpo	Ayude a la persona a: • Autoadministrarse su inhalador de rescate para el asma o • Tomar un antihistamínico.

© Jones & Bartlett Learning.

Técnica 5-3 Uso de un autoinyector de epinefrina

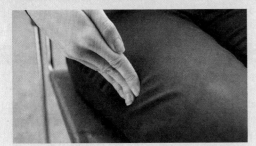

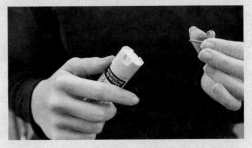

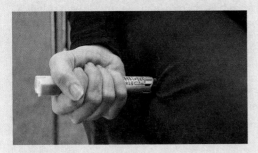

1 Busque el lugar donde se aplicará la inyección, en el costado del muslo de la persona, entre la rodilla y la cadera. No es necesario quitarse la ropa; la aguja puede atravesar las prendas livianas. Compruebe si hay monedas, llaves o costuras que puedan obstruir el paso de la aguja.

2 Retire el autoinyector de la caja y quite la tapa de seguridad tirándola hacia afuera. Sostenga el autoinyector con el puño sin tocar ninguno de los extremos de la pluma, con la punta hacia abajo. Dependiendo del tipo de autoinyector, la punta puede ser anaranjada (EpiPen), negra (AUVI-Q), roja (Adrenaclick) o de otro color.

3 Mientras sostiene la pierna firmemente en su lugar, presione el autoinyector con firmeza contra el muslo hasta que escuche un clic. Manténgalo en esa posición durante unos 3 segundos.

4 Extraiga el autoinyector de la pierna. Frote el lugar de la inyección durante unos 10 segundos.

5 Vuelva a colocar el autoinyector en su estuche de seguridad y entrégueselo al SEM cuando llegue.

© Jones & Bartlett Learning.

Ataque cardíaco

El significado de estos dos términos, *ataque cardíaco* y *paro cardíaco*, puede ser confuso para muchas personas.

Un **ataque cardíaco** se produce cuando el suministro de sangre al músculo cardíaco se reduce o bloquea repentinamente. Si la arteria bloqueada no se vuelve a abrir rápidamente, la parte del corazón afectada comienza a morir. Cuanto más tiempo pase una persona sin recibir tratamiento, mayor será el daño al músculo cardíaco. Un ataque cardíaco puede provocar un paro cardíaco. Los ataques cardíacos pueden ser difíciles de determinar, por eso es importante conocer los signos y síntomas, así como el servicio de emergencias más apropiado al que se debe acudir. Esto lo ayudará a estar preparado para brindar una atención rápida y precisa.

Un **paro cardíaco** se produce cuando el corazón deja de latir o cuando de repente presenta un ritmo irregular rápido, como fibrilación ventricular (FV) o taquicardia ventricular (TV). Para el tratamiento de un paro cardíaco, consulte el capítulo RCP y DEA.

Qué buscar	Qué hacer
Si bien a veces es difícil de determinar, los síntomas de un ataque cardíaco pueden incluir: ■ Molestias en el pecho, como presión, opresión o llenura, generalmente en el centro del pecho. También se puede sentir en la mandíbula, el hombro, los brazos o la espalda. ■ Sudor ■ Aturdimiento o mareos ■ Náuseas o vómitos ■ Entumecimiento, dolor u hormigueo en un brazo (con mayor frecuencia en el brazo izquierdo) ■ Dificultad para respirar ■ Debilidad o fatiga, especialmente en adultos mayores Las mujeres y los ancianos experimentan los signos y síntomas típicos de un ataque cardíaco. Sin embargo, suelen ser más propensos que los hombres a tener signos y síntomas más leves que pueden extenderse durante muchas horas, días o semanas previas al ataque cardíaco, como: ■ Dificultad para respirar ■ Náuseas o vómitos ■ Dolor en el pecho ■ Dolor de mandíbula ■ Sensación extraña en el brazo ■ Dolor en la parte superior de la espalda ■ Síntomas similares a los de la gripe ■ Mareos	**1.** Haga que la persona se siente con las rodillas levantadas y se apoye sobre algo estable pero cómodo (p. ej., una pared, el tronco de un árbol, el poste de una cerca). Trate de mantener a la persona tranquila. NO permita que la persona camine. Hacerlo puede causar más esfuerzo al corazón. **2.** Llame el numero de emergencia local de inmediato. NO lleve a la persona a un centro médico; espere a que llegue el SEM. **3.** Mientras espera que llegue el SEM: ● Afloje las prendas ajustadas. ● Pregunte si la persona toma algún analgésico para el dolor en el pecho (p. ej., nitroglicerina) si tiene una afección cardíaca de la que tenga conocimiento y, de ser así, ayúdela a tomarlo. ● Si la persona está alerta, puede tragar, no es alérgica a la aspirina y no tiene signos de un accidente cerebrovascular (consulte la página 74), ayude a la persona a tomar una aspirina para adultos (325 mg) o de dos a cuatro aspirinas de dosis baja (81 mg cada una). Pulverice la aspira o haga que la persona la mastique antes de tragarla para obtener resultados más rápidos. ● Controle la respiración. Si la persona está inconsciente y deja de respirar, comience con la RCP. Si está inconsciente y respira, colóquela de lado (posición de recuperación).

Accidente cerebrovascular

Un **accidente cerebrovascular** se produce cuando se rompe u obstruye un vaso sanguíneo en el cerebro. Debido a la rotura u obstrucción, parte del cerebro no recibe el flujo sanguíneo necesario (**FIGURA 5-3** y **FIGURA 5-4**).

Sin oxígeno, las células cerebrales del área afectada comienzan a morir en cuestión de minutos. Debido a que las células cerebrales no se reemplazan, los efectos devastadores de un accidente cerebrovascular pueden ser permanentes. Los accidentes cerebrovasculares son una de las principales causas de muerte.

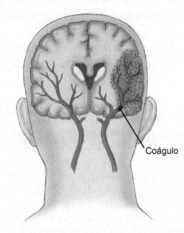

Coágulo

FIGURA 5-3 Obstrucción de un vaso sanguíneo en el cerebro.
© Jones & Bartlett Learning.

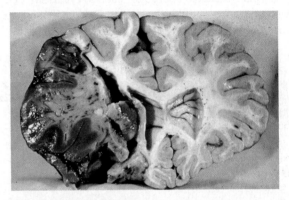

FIGURA 5-4 Rotura de un vaso sanguíneo en el cerebro.
© Academia Estadounidense de Cirujanos Ortopédicos.

Qué buscar	Qué hacer

El acrónimo **F-A-S-T** (*face, arm, speech y time*) actúa como una herramienta de evaluación para ayudar a determinar si se puede haber producido un accidente cerebrovascular:
 	
F = Rostro caído: pídale a la persona que sonría. Es anormal que un lado del rostro no se mueva correctamente en comparación con el otro.
 	
A = Debilidad en los brazos: pídale a la persona que cierre los ojos y que levante ambos brazos con las palmas hacia arriba durante unos 10 segundos. Es anormal que un brazo se baje cuando se mantiene extendido.
 	
S = Dificultad para hablar: pídale a la persona que repita una frase simple (p. ej., "el cielo es azul"). Es anormal que la persona arrastre las palabras, use palabras incorrectas o no pueda hablar en absoluto.
 	
T = Es tiempo de llamar el numero de emergencia local si se presenta alguno de los signos anteriores. La presencia de uno de estos signos se asocia con un alto riesgo de accidente cerebrovascular (72 %); si se presentan los tres signos, el riesgo es del 85 %.
	1. **Llame el numero de emergencia local de inmediato.**
	2. Controle el grado de respuesta y la respiración.
	  • Si la persona no responde y no respira, comience con la RCP.
	  • Si está inconsciente y respira, o tiene líquido o vómito en la boca, colóquela de lado (posición de recuperación). Esto permitirá que drene el líquido por la boca.
	  • Si está alerta, permítale que encuentre una posición cómoda con la cabeza y los hombros por encima del cuerpo.
	3. **NO** le dé nada de comer o beber; la garganta puede estar paralizada, lo que limita la deglución y provoca asfixia.
	4. Afloje las prendas ajustadas (p. ej., cuellos de camisa, corbatas).
	5. Registre la hora en que se pudo haber producido el accidente cerebrovascular e infórmeselo al personal del SEM.

Desmayo

El **desmayo** (lo que se conoce como "síncope") es una pérdida repentina y breve de la consciencia que no está asociada con una lesión en la cabeza. Los desmayos son comunes, no ponen en peligro la vida y pueden tener causas físicas o emocionales. Pueden suceder de forma repentina cuando se interrumpe el flujo sanguíneo al cerebro. Los desmayos también pueden ser un signo de problemas mucho más graves, como un ritmo cardíaco lento o una caída significativa de la presión arterial.

Presíncope

Si una persona manifiesta que siente que está a punto de desmayarse o parece que está a punto de desmayarse, se trata de una afección que se conoce como "presíncope". Algunos proveedores de primeros auxilios y las personas presentes pueden desmayarse al ver sangre o estresarse en una situación de emergencia. Otras personas pueden desmayarse cuando se ponen de pie rápidamente después de haber estado acostados o sentados, o cuando han estado de pie durante largos períodos de tiempo, especialmente en climas cálidos.

Qué buscar	Qué hacer
■ Piel o labios pálidos ■ Piel húmeda y sudorosa ■ Escalofríos ■ Temblores e inestabilidad mientras está de pie ■ Mareos ■ Náuseas ■ Sensación de frío o calor ■ Dolor abdominal ■ Alteración de la vista (p. ej., puntos negros, visión borrosa)	1. La persona debe sentarse o acostarse para evitar el riesgo de caída. 2. Una vez que está en una posición segura, la persona puede usar maniobras físicas de contrapresión (MFC) para evitar sufrir un desmayo (síncope). Las MFC son contracciones (compresiones) de los músculos para elevar la presión arterial. Dependiendo de la situación, las MFC de la parte inferior del cuerpo son más efectivas que las de la parte superior del cuerpo. Entre los ejemplos de MFC se incluyen las siguientes: • Cruzar las piernas contrayendo los músculos: mientras está acostado, juntar las piernas o, si es necesario, mientras está de pie • En cuclillas: agacharse en posición de cuclillas • Tensar los brazos: tomarse las manos con los dedos y tirar de los brazos en direcciones opuestas • Presión isométrica: apretar el puño con o sin un objeto en la mano. • Flexión del cuello: tocar el mentón con el pecho y tensar los músculos del cuello. 3. **NO** use MFC cuando sospeche de un ataque cardíaco o un accidente cerebrovascular. 4. Si la persona no mejora en 2 minutos o si la afección empeora o vuelve a aparecer, llame el numero de emergencia local. 5. Controle la respiración.

La persona está desmayada

En ocasiones, podrá intervenir antes de que se produzca el desmayo; otras veces, es posible que deba brindar ayuda a alguien que ya esté desmayado.

Qué buscar	Qué hacer
■ La persona está caída en el suelo ■ Inmovilidad	1. Compruebe que respira. 2. Si la persona respira: • Manténgala acostada boca arriba. Los pies se pueden levantar de 15 a 30 cm (6 a 12 pulgadas) si hacerlo no le causa dolor. • Controle la respiración. • Afloje las prendas ajustadas. • Si se cayó, controle y trate cualquier herida. • Limpie la frente de la persona con un paño húmedo y fresco. • Si la persona vomita, gírela de lado (posición de recuperación).

(continúa)

(continúa)

Qué buscar	Qué hacer
	3. Si la persona no respira: • Colóquela boca arriba sobre una superficie plana y firme. • Comience con la RCP. • **Llame el numero de emergencia local.** **4. NO** use sales ni inhalantes de amoníaco. **5. NO** le dé nada de beber o comer hasta que se haya recuperado por completo y pueda tragar. **6. NO** salpique ni vierta agua en la cara de la persona. **7. NO** abofetee a la persona en un intento por revivirla. **8.** Llame el numero de emergencia local si: • Los episodios se repiten. • La persona se desmayó sin motivo aparente. • La persona parece tener un problema de salud grave (p. ej., ataque cardíaco, diabetes, accidente cerebrovascular). • La persona tiene diabetes, convulsiones, está embarazada, ha perdido el control de esfínteres o tiene más de 50 años.

© Jones & Bartlett Learning.

Convulsiones

Las convulsiones son el resultado de una alteración de la actividad eléctrica en el cerebro, lo que provoca movimientos musculares incontrolables. Las causas incluyen epilepsia, traumatismo craneal, tumor cerebral, accidente cerebrovascular, insolación, intoxicación (incluido el alcohol o las drogas), emergencia diabética y fiebre alta.

Qué buscar	Qué hacer
• Sollozo o grito repentino • Pérdida repentina del conocimiento • Cuerpo rígido seguido de movimientos espasmódicos con arqueamiento de la espalda (convulsiones) • Espuma en la boca • Babeo • Rechinado de dientes • Rostro y labios azules • Ojos hacia arriba • Pérdida del control de esfínteres	**1.** Mueva los objetos cercanos para evitar lesiones. **2.** Coloque algo blando debajo de la cabeza, como una toalla enrollada. **NO** use almohadas. **3. NO** sujete a la persona. **4. NO** coloque nada entre los dientes de la persona ni le dé nada por la boca. Hacerlo podría causar daño en los dientes o que la persona inhale el objeto. **5.** Controle el tiempo que dura la convulsión de principio a fin. **6.** La mayoría de las convulsiones no requieren atención médica profesional y terminan en 1 a 2 minutos. **7.** Mantenga alejadas a las demás personas presentes. **8.** Llame el numero de emergencia local en cualquiera de los siguientes casos: • Las convulsiones duran más de 5 minutos. • Las convulsiones se suceden una tras otra. • La persona tiene dificultades para respirar después de la convulsión. • La persona tiene diabetes o está embarazada. • La convulsión se produjo mientras la persona estaba en el agua. • Esta es la primera convulsión conocida de la persona. • La convulsión está relacionada con una lesión. • La recuperación es lenta.

Qué buscar	Qué hacer
	9. Después de la convulsión: • Mantenga abiertas las vías respiratorias colocando a la persona de costado y con la cabeza sobre una toalla enrollada. • Controle el sangrado si la persona se muerde la lengua durante la convulsión. • Controle la respiración y, si se detiene, practique RCP. • Deje que la persona duerma. • Quédese con la persona hasta que esté alerta.

© Jones & Bartlett Learning.

Emergencias diabéticas

La **insulina** es una hormona producida en el páncreas que ayuda a que el azúcar (glucosa) ingrese a las células del cuerpo. Algunas personas no producen insulina desde edad temprana. Otras personas pierden la capacidad de producir una gran cantidad de insulina más adelante en la vida. De cualquier manera, la diabetes puede ser una enfermedad problemática que deriva en un nivel alterado de la capacidad de respuesta y en problemas circulatorios y neurológicos a largo plazo.

La mayoría de las personas con diabetes controlan sus niveles de glucosa en sangre hasta cuatro veces al día para mantener los niveles adecuados y prevenir una emergencia diabética (**FIGURA 5-5**). Los dos tipos de emergencias diabéticas son la hipoglucemia (nivel bajo de azúcar en sangre) y la hiperglucemia (nivel alto de azúcar en sangre). Puede ser difícil determinar si una persona tiene hipoglucemia o

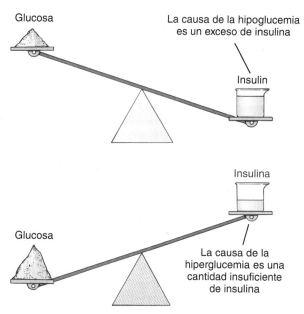

FIGURA 5-5 Las emergencias diabéticas son causadas por tener demasiada o muy poca insulina.
© Jones & Bartlett Learning.

hiperglucemia sin conocer su nivel de azúcar en sangre. Darle azúcar ayudará a una persona con hipoglucemia, pero no a una persona con hiperglucemia. Sin embargo, no se debata entre darle o no azúcar; el azúcar no causará daño en ninguna afección. En todas las emergencias diabéticas, la regla general es "Dar azúcar (glucosa)".

Hágale dos preguntas a la persona con diabetes: "¿Ha comido hoy?" y "¿Ha tomado la insulina hoy?" Si la persona con diabetes ha tomado la insulina pero no ha comido, sospeche de hipoglucemia. Si la persona con diabetes ha comido pero no se ha inyectado insulina, sospeche de hiperglucemia. Si es necesario, también puede preguntarle a su familia, amigos cercanos o compañeros de trabajo si la persona tiene diabetes.

Hipoglucemia (nivel demasiado bajo de azúcar en sangre)

La mayoría de las emergencias relacionadas con la diabetes se deben a un nivel bajo de azúcar en sangre (glucosa). Esta afección también se conoce como "hipoglucemia", "reacción a la insulina" o "shock insulínico". Las personas con esta afección tienen demasiada insulina y no tienen suficiente azúcar en sangre. Esta afección puede presentarse rápidamente, a menudo en unos pocos minutos. Si no se reconoce y no se trata rápidamente, la persona puede morir o sufrir una lesión cerebral permanente.

La hipoglucemia grave ocurre cuando una persona con diabetes hace algo de lo siguiente:

- Toma demasiada insulina (agota rápidamente el azúcar)
- No ingiere suficiente comida o vomita (reduce la ingesta de azúcar)
- Hace más actividad física de lo habitual (usa azúcar más rápido)

El glucagón es un medicamento recetado que aumenta el nivel de azúcar en sangre de las personas que han perdido el conocimiento y tiene un nivel bajo de azúcar en sangre. Para ello, envía la reserva de glucosa del cuerpo al torrente sanguíneo. Los familiares, amigos cercanos o compañeros de trabajo pueden entrenarse para saber cómo usarlo. Estas personas también deben saber que, si la persona está inconsciente, deben llamar el numero de emergencia local de inmediato.

Qué buscar	Qué hacer

- Persona consciente que puede tragar
- Etiqueta de identificación médica
- Temblores
- Piel fría, húmeda o pegajosa
- Confusión
- Aturdimiento o mareos
- Hambre repentina
- Náuseas
- Hormigueo o entumecimiento en labios, lengua o mejillas
- Sudoración abundante
	Es posible que la persona sepa cuál es el problema y qué debe hacer.
	1. Si la persona tiene un medidor de glucosa en sangre y puede usarlo, pídale que controle su nivel de glucosa en sangre; es la única forma segura de saber si la persona tiene niveles bajos de glucosa en sangre (**FIGURA 5-6**).
	2. Si la persona tiene hipoglucemia, use el siguiente procedimiento solo si:
	  • No es posible realizar la prueba y se sospecha de un nivel bajo de azúcar en sangre.
	  • Las pruebas muestran un nivel bajo de azúcar en sangre (glucosa) (por debajo de 70 mg/dL).
	  • Se observan temblores o sudoración profusa en una persona que se sabe que tiene diabetes.

Qué buscar	Qué hacer
	3. El procedimiento es el siguiente (si la persona puede tragar): • Haga que la persona ingiera de 15 a 20 g de azúcar. • Si es posible, se recomienda ingerir de tres a cinco pastillas de glucosa (como se indica en la etiqueta; **FIGURA 5-7**). • Si no se tienen pastillas de glucosa a disposición, administre azúcar en cualquier forma, como un tubo de gel de glucosa (como se indica en la etiqueta), 4 onzas (media taza) de jugo de frutas (por ejemplo, naranja, manzana), 4 onzas (media taza) de refresco regular (no dietético), de 3 a 5 cucharaditas de azúcar de mesa o miel, o caramelos duros, caramelos de goma, gomitas; revise la etiqueta de los alimentos para saber cuántos consumir. • Espere de 10 a 15 minutos para que el azúcar llegue a la sangre. • Vuelva a controlar el nivel de glucosa en sangre o, si no hay un medidor a disposición, observe si la persona mejora. • Si el nivel de glucosa aún está bajo, o no se usó un medidor y la persona todavía tiene síntomas de bajo nivel de azúcar en sangre, dele 15 g más de azúcar. **4.** Si no hay mejoría o no puede suministrarle azúcar, llame el numero de emergencia local de inmediato. *Notas sobre los niños:* • Los niños pequeños generalmente necesitan menos de 15 g de carbohidratos para corregir un nivel bajo de azúcar en sangre (p. ej., bebés, 6 g; niños que comienzan a caminar, 8 g; niños pequeños, 10 g). • Si sospecha que un niño tiene hipoglucemia y rechaza tragar alguna forma de glucosa, se puede intentar colocar glucosa debajo de la lengua (sublingual). • Es posible que muchas personas quieran comer hasta sentirse mejor. Esto puede hacer que los niveles de azúcar en sangre se disparen. Usar el procedimiento anterior puede ayudar a evitar esto (niveles altos de azúcar en sangre).
Sospecha de hipoglucemia grave: ■ Tambaleo, dificultad para hablar e incapacidad de seguir órdenes simples ■ Incapacidad para tragar ■ Convulsiones ■ Estado de inconsciencia	**1.** Llame el numero de emergencia local de inmediato. **2.** Si no respira, comience con la RCP. **3.** Si respira, gírela de lado (posición de recuperación; y controle la respiración. **4.** **NO** le dé comida ni líquidos. **5.** Si no está seguro de qué afección diabética se trata (bajo o alto nivel de azúcar en sangre), administre azúcar. **NO** administre insulina.

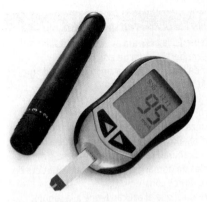

FIGURA 5-6 Control de la glucosa en sangre con dispositivo de punción.
© Luciano de la Rosa/Shutterstock.

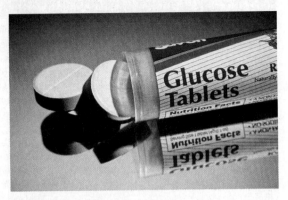

FIGURA 5-7 Pastillas de glucosa.
© Ted Foxx/Alamy Stock Photo.

Hiperglucemia (nivel demasiado alto de azúcar en sangre)

La **hiperglucemia** se produce cuando una persona con diabetes tiene demasiada azúcar en la sangre. Existen varias afecciones que pueden causar hiperglucemia (p. ej, cantidad insuficiente de insulina, comer en exceso, enfermedad, inactividad, estrés o una combinación de dichos factores). La mayoría de las personas con diabetes pueden reconocer el problema y ajustarán su dosis de insulina o buscarán ayuda médica profesional antes de presentar problemas graves; sin embargo, si no se trata dentro de las 24 horas, la hiperglucemia puede ser mortal.

Qué buscar	Qué hacer
<ul><li>Etiqueta de identificación médica</li><li>Inicio gradual (de horas a días), debido a que aún llega un poco de azúcar al cerebro</li><li>Somnolencia</li><li>Sed extrema</li><li>Micción muy frecuente</li><li>Piel caliente, enrojecida y seca</li><li>Vómitos</li><li>Aliento afrutado (también se ha descrito como olor a quitaesmalte)</li><li>Respiración pesada</li><li>Posible estado de inconsciencia</li></ul>	1. Si la persona con diabetes puede tragar, dele pequeños sorbos de agua con frecuencia. 2. Si es posible, pídale a un familiar que controle su nivel de azúcar en sangre. Si no está seguro de si la persona con diabetes tiene un nivel de glucosa en sangre alto o bajo, y si está consciente y puede tragar, utilice los procedimientos para administrar azúcar, como se describe más arriba. El azúcar adicional no causará un daño significativo en una persona que experimente hiperglucemia. 3. **NO** administre insulina a menos que la persona con diabetes pueda autoadministrársela. 4. Llame el numero de emergencia local lo antes posible.

© Jones & Bartlett Learning.

Complicaciones en el embarazo

Pregúntele a la persona si podría estar embarazada. Las complicaciones durante el embarazo pueden variar de leves a graves. En caso de complicaciones graves, llame el numero de emergencia local de inmediato.

Qué buscar	Qué hacer
Dolor abdominal intenso o cólicos (los cólicos breves y leves cerca de la fecha del parto pueden ser normales; la embarazada puede estar en trabajo de parto si los cólicos son intensos y se repiten, o si ha roto fuente)	Si el dolor persiste o se sospecha de trabajo de parto, busque atención médica profesional de inmediato.
Convulsiones (pueden indicar una complicación grave)	1. Brinde la atención adecuada para las convulsiones. 2. Llame el numero de emergencia local de inmediato.
Sangrado vaginal	1. Pídale a la embarazada que se coloque una toalla sanitaria o una toalla para absorber la sangre. **NO** tape la vagina. 2. Llame el numero de emergencia local de inmediato.
Pérdida repentina de líquido (puede indicar el comienzo del trabajo de parto)	Busque atención médica profesional de inmediato.
Náuseas matutinas	1. Trate los vómitos. 2. Si los vómitos persisten, busque atención médica profesional.

© Jones & Bartlett Learning.

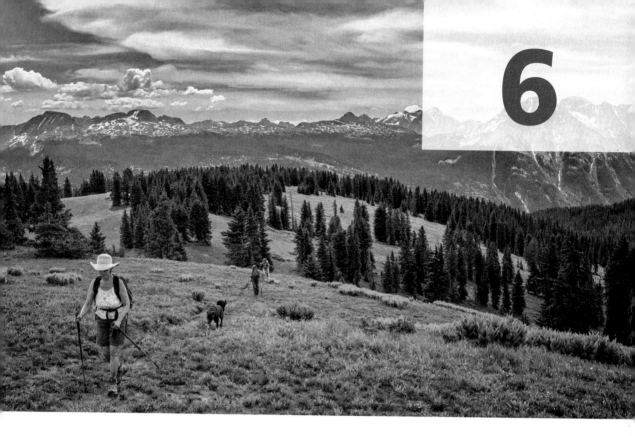

6

Emergencias ambientales

Emergencias relacionadas con el calor

Entre las enfermedades relacionadas con el calor se incluyen una variedad de trastornos. Algunos son comunes, pero un golpe de calor puede ser mortal. El golpe de calor no tratado puede ocasionar la muerte. El índice de calor elaborado por el Servicio Meteorológico Nacional enumera la probabilidad sufrir enfermedades causadas por el calor a varias combinaciones de temperatura y humedad (**FIGURA 6-1**).

Golpe de calor

Hay dos tipos de golpes de calor: ambiental y por esfuerzo físico.

Temperatura (°F)

Humedad relativa (%)	80	82	84	86	88	90	92	94	96	98	100	102	104	106	108	110
40	80	81	83	85	88	91	94	97	101	105	109	114	119	124	130	136
45	80	82	84	87	89	93	96	100	104	109	114	119	124	130	137	
50	81	83	85	88	91	95	99	103	108	113	118	124	131	137		
55	81	84	86	89	93	97	101	106	112	117	124	130	137			
60	82	84	88	91	95	100	105	110	116	123	129	137				
65	82	85	89	93	98	103	108	114	121	128	136					
70	83	86	90	95	100	105	112	119	126	134						
75	84	88	92	97	103	109	116	124	132							
80	84	89	94	100	106	113	121	129								
85	85	90	96	102	110	117	126	135								
90	86	91	98	105	113	122	131									
95	86	93	100	108	117	127										
100	87	95	103	112	121	132										

<u>**Probabilidad de sufrir trastornos por calor con exposición prolongada o actividad extenuante**</u>

☐ Precaución ☐ Extrema precaución ☐ Peligro ■ Extremo peligro

FIGURA 6-1 Tabla del índice de calor.
Cortesía de NOAA.

Las características comunes del golpe de calor *clásico* son las siguientes:

- Es más probable que le ocurra a:
  - Personas mayores
  - Personas sedentarias o que padecen enfermedades crónicas
  - Personas que toman ciertos medicamentos recetados
  - Personas que abusan de las drogas o el alcohol
- Es común que ocurra durante una ola de calor.
- Las personas afectadas no sudan.

Las características comunes del golpe de calor *por esfuerzo* son las siguientes:

- Afecta a personas jóvenes y sanas que no están aclimatadas al calor.
- Suele ocurrir mientras se realiza una actividad intensa.
- La sudoración se observa aproximadamente en el 50 % de las personas afectadas.

A menudo, las personas no reconocen la diferencia entre el golpe de calor y el agotamiento por calor. La principal diferencia es que las personas que sufren un golpe de calor presentan una alteración del estado mental, tienen la piel caliente al tacto y la temperatura corporal es de 40 °C (104 °F) o más. El golpe de calor puede ser mortal y debe tratarse de inmediato.

Qué buscar	Qué hacer
- Piel extremadamente caliente - La piel suele estar seca pero húmeda debido a la sudoración relacionada con el trabajo o el ejercicio extenuante	1. Saque a la persona del ambiente caluroso y llévela a un lugar más fresco y con sombra. 2. Llame el numero de emergencia local de inmediato. 3. Si la persona no puede ser trasladada rápidamente a un centro médico, se deberá refrescar a la persona por todos los medios posibles.

Qué buscar	Qué hacer
■ Alteración del estado mental que puede variar desde una ligera confusión, agitación y desorientación hasta posibles convulsiones o estado de inconsciencia ■ Piel enrojecida ■ Síntomas similares a los de la gripe (dolor de cabeza, dolores corporales, náuseas y, en ocasiones, vómitos) ■ La temperatura corporal, que generalmente se encuentra por encima de 40 °C (104 °F), provoca ardor	El orden efectivo de los pasos para refrescar a la persona es: ■ **Inmersión de todo el cuerpo en agua fría.** Primero, quítele la ropa, excepto la ropa interior, y luego: • Sumerja el cuerpo y las extremidades de la persona hasta el cuello en un baño de agua fría o en una tina con agua helada. Cuanto más fría esté el agua, más rápido podrá refrescarse. **O** • Haga que la persona se siente o se acueste sobre una lona de plástico. Sostenga los lados hacia arriba y coloque agua y hielo picado. Mantenga los lados hacia arriba para asegurarse de que el agua no se salga, y mueva la lona de modo que el agua moje a la persona. **O** • Use un cuerpo de agua natural (p. ej., un arroyo, estanque, río o lago) para sumergir a una persona y ayudarla a refrescarse. **NO** deje sola a una persona que ha sufrido un golpe de calor en un cuerpo de agua; eso sería peligroso. ■ **Rociar o mojar a la persona con agua fría** varias veces y abanicarla vigorosamente. El método requiere el doble de tiempo que el enfriamiento por inmersión. ■ **Compresas de hielo.** Las compresas de hielo deben cubrir todo el cuerpo. Si se utilizan compresas frías químicas, deben aplicarse en mejillas, palmas y plantas de los pies, y no sobre la piel del cuello, las axilas y las ingles. Las compresas de hielo tienen una mayor capacidad de enfriamiento que las compresas frías químicas. 4. Deje de enfriar a la persona cuando el estado mental haya mejorado, después de 20 minutos o cuando llegue el servicio de emergencias médicas (SEM). 5. **NO** le dé ibuprofeno ni aspirina. Si bien estos medicamentos son útiles en casos de temperaturas corporales elevadas causadas por enfermedades infecciosas, no son efectivos para el tratamiento de enfermedades relacionadas con el calor.

© Jones & Bartlett Learning.

Agotamiento por calor

El agotamiento por calor se diferencia del golpe de calor porque no se observa una alteración del estado mental de la persona, y su piel está húmeda, no caliente. Sin embargo, al igual que el golpe de calor, aún se debe enfriar a la persona, pero no de forma tan enérgica como en el caso de un golpe de calor. El agotamiento por calor no controlado puede convertirse en un golpe de calor.

Qué buscar	Qué hacer
■ Piel pálida o color ceniza ■ Piel húmeda o sudorosa, pero que no está caliente ■ Sed excesiva ■ Cansancio ■ Mareos	1. Saque a la persona del ambiente caluroso y llévela a un lugar más fresco y con sombra. 2. Quítele el exceso de ropa. 3. Rocíele o mójele la piel con agua fría y abaníquela vigorosamente.

(continúa)

(continúa)

Qué buscar	Qué hacer
■ Síntomas similares a los de la gripe (dolor de cabeza, dolores corporales, náuseas y, en ocasiones, vómitos) ■ Dificultad para respirar ■ Frecuencia cardíaca rápida	4. Si la persona puede tragar, dele una bebida deportiva comercial, jugo de frutas o agua con poca sal; si estas opciones no están disponibles, dele agua fría. **NO** le dé pastillas de sal. 5. Llame el numero de emergencia local si no se observa una mejora en 30 minutos.

© Jones & Bartlett Learning.

Otras enfermedades causadas por el calor

Entre las enfermedades causadas por el calor menos graves se incluyen: calambres por calor, síncope por calor, edema por calor, erupción por calor e hiponatremia.

■ Los calambres por calor son espasmos musculares dolorosos que se producen repentinamente durante o después de un esfuerzo físico.

■ El síncope por calor se produce cuando una persona se desmaya o se siente mareada después de hacer actividad física intensa en un ambiente caluroso.

■ El edema por calor se produce cuando las manos o los pies están inflamados después de permanecer sentado o de pie durante mucho tiempo en el calor.

■ La erupción por calor o miliaria se puede producir en climas cálidos y húmedos, generalmente después de sudar por un período prolongado.

■ La hiponatremia, o intoxicación por agua, es el resultado de beber demasiada agua. Se puede producir en eventos deportivos de resistencia que duran más de 2 horas.

Qué buscar	Qué hacer
Signos de calambres por calor ■ Calambres dolorosos en los músculos del abdomen o las extremidades ■ Sudoración abundante	**La persona puede tardar varias horas en aliviarse.** 1. Haga que la persona descanse en un lugar fresco. 2. Dele agua fría con un poco de sal (disuelva un cuarto de cucharadita [1,25 ml] de sal en 1 cuarto de galón [aproximadamente 1 L] de agua) o una bebida deportiva comercial. **NO** le dé pastillas de sal. 3. Estire suavemente los músculos acalambrados y masajéelos. 4. Aplique una compresa de hielo en los músculos acalambrados.
Signos de síncope por calor ■ Mareos ■ Desmayo	1. Si la persona está inconsciente, compruebe que respira. Las personas que sufren un síncope por calor por lo general se recuperen rápidamente. 2. Si la persona se cayó, revise si tiene lesiones. 3. Haga que la persona descanse y se acueste en un lugar fresco. 4. Humedézcale la piel con un paño húmedo y frío o salpíquele la cara con agua. 5. Si la persona no siente náuseas, está alerta y puede tragar, dele agua fría con un poco de sal (disuelva un cuarto de cucharadita [1,25 ml] de sal en 1 cuarto de galón [aproximadamente 1 L] de agua) o una bebida deportiva comercial. **NO** le dé pastillas de sal.
Signos de edema por calor ■ Inflamación en tobillos y pies que ocurre después de permanecer unos días en un ambiente caluroso	1. Haga que la persona use medias de compresión. 2. Levante las piernas de la persona.

Qué buscar	Qué hacer
Signos de erupción por calor ■ Erupción con picazón en piel mojada por el sudor	1. Seque y enfríe la piel de la persona. 2. Limite la exposición al calor.
Signos de hiponatremia ■ La persona bebió demasiada agua (>1 cuarto de galón [aproximadamente 1 L] por hora) ■ Vómitos de líquido transparente ■ Sudoración profusa durante períodos prolongados ■ Micción frecuente (orina transparente) ■ Mareos, debilidad, náuseas, dolor de cabeza ■ Alteración del estado mental ■ La pérdida severa de sodio puede derivar en convulsiones o pérdida de consciencia, y puede ser mortal	1. Lleve a la persona a un lugar fresco. 2. Si se observa una alteración del estado mental, llame el numero de emergencia local y busque atención médica profesional de inmediato. 3. **NO** le dé más líquidos. 4. Dele alimentos con sal. **NO** le dé pastillas de sal; pueden irritar el estómago, y causar náuseas y vómitos.

© Jones & Bartlett Learning.

Emergencias relacionadas con el frío

Estrés por frío

El estrés por frío se puede producir cuando baja la temperatura corporal, aunque los síntomas no son tan graves como los de la hipotermia.

Qué buscar	Qué hacer
Signos de estrés por frío ■ La persona está alerta y tiene escalofríos ■ Puede moverse y cuidar de sí misma	Sospeche de estrés por frío, pero no de hipotermia. 1. Permita que la persona se quite la ropa mojada y se ponga ropa seca. 2. Dele alimentos o bebidas de alto contenido calórico. 3. Procure que la persona se mueva y haga ejercicio para entrar en calor. 4. Considere recurrir a una ducha o un baño tibio.

Hipotermia

La hipotermia es el descenso grave de la temperatura corporal y, en ocasiones, puede ser peligroso. Se produce cuando el cuerpo pierde calor más rápido de lo que lo produce. Esto puede ocurrir durante todo el año. No es necesario que haya temperaturas bajo cero (**FIGURA 6-2**).

Tabla de sensación térmica

AI 11/01/01

Calmo	40	35	30	25	20	15	10	5	0	-5	-10	-15	-20	-25	-30	-35	-40	-45
5	36	31	25	19	13	7	1	-5	-11	-16	-22	-28	-34	-40	-46	-52	-57	-63
10	34	27	21	15	9	3	-4	-10	-16	-22	-28	-35	-41	-47	-53	-59	-66	-72
15	32	25	19	13	6	0	-7	-13	-19	-26	-32	-39	-45	-51	-58	-64	-71	-77
20	30	24	17	11	4	-2	-9	-15	-22	-29	-35	-42	-48	-55	-61	-68	-74	-81
25	29	23	16	9	3	-4	-11	-17	-24	-31	-37	-44	-51	-58	-64	-71	-78	-84
30	28	22	15	8	1	-5	-12	-19	-26	-33	-39	-46	-53	-60	-67	-73	-80	-87
35	28	21	14	7	0	-7	-14	-21	-27	-34	-41	-48	-55	-62	-69	-76	-82	-89
40	27	20	13	6	-1	-8	-15	-22	-29	-36	-43	-50	-57	-64	-71	-78	-84	-91
45	26	19	12	5	-2	-9	-16	-23	-30	-37	-44	-51	-58	-65	-72	-79	-86	-93
50	26	19	12	4	-3	-10	-17	-24	-31	-38	-45	-52	-60	-67	-74	-81	-88	-95
55	25	18	11	4	-3	-11	-18	-25	-32	-39	-46	-54	-61	-68	-75	-82	-89	-97
60	25	17	10	3	-4	-11	-19	-26	-33	-40	-48	-55	-62	-69	-76	-84	-91	-98

Viento (mph)

Tiempos de congelación ■ 30 minutos ■ 10 minutos
■ 5 minutos

Sensación térmica (°F) = 35,74 + 0,6215 T − 35,75 ($V^{0,16}$) + 0,4275 T ($V^{0,16}$)
donde T = temperatura del aire (°F), V = velocidad del viento (mph)

FIGURA 6-2 Tabla de sensación térmica.
Cortesía del Servicio Meteorológico Nacional/NOAA.

Qué buscar	Qué hacer
Cualquier signo de hipotermia leve, moderada o grave	Tome las siguientes medidas para todas las personas con sospecha de hipotermia:
	1. Aleje a la persona del frío. Trate la hipotermia antes de tratar la congelación.
	2. Trate a la persona con cuidado.
	3. Reemplace la ropa mojada por ropa seca solo cuando la persona tenga protección contra el frío.
	4. Agregue capas de aislación (p. ej., más prendas, mantas, toallas, almohadas, sacos de dormir) debajo y alrededor de la persona. Cúbrale la cabeza (p. ej., con un gorro o capucha).
	5. Cubra a la persona con una barrera de vapor (p. ej., lonas, bolsas de residuos con un orificio para la cara) para evitar la pérdida de calor. **NO** le cubra la nariz ni la boca. Si las prendas de la persona están secas o húmedas, déjelas puestas si sabe que el SEM llegará en menos de 30 minutos. Si las prendas están muy mojadas, hay algún lugar para refugiarse y el SEM tardará más de 30 minutos, quítele las prendas mojadas. Si no puede quitarle las prendas mojadas, coloque la barrera de vapor entre las prendas y la capa aislante. Si la persona está seca, la barrera de vapor se puede colocar fuera de la capa aislante. El uso de dos barreras de vapor (una contra la persona y otra fuera de la capa aislante) ofrece más protección.
Signos de hipotermia leve ■ Temblores fuertes e incontrolables ■ La persona está despierta y alerta	1. Si están en un refugio seco y cálido, haga que la persona se siente o se acueste durante al menos 30 minutos. Si está acostada en posición horizontal, agregue capas aislantes debajo de la persona.
	2. Caliéntele los brazos hasta los codos y la parte inferior de las piernas hasta las rodillas en agua a 42-45 °C (107-113 °F).

Qué buscar	Qué hacer
▪ Se queja de frío: le duelen las manos y los pies ▪ Puede responder preguntas de forma sensata ▪ Comienza a: • Quejarse • Hablar entre dientes • Volverse torpe • Tropezarse • Caerse	**3.** Dele alimentos o bebidas de alto contenido calórico (dulces). Los escalofríos volverán a calentar a una persona con estrés por frío o con una hipotermia leve. Debe estar bien aislada del frío para retener el calor que genere. Una persona alerta que esté temblando y pueda tragar, debe recibir líquidos o alimentos de alto contenido calórico. Esto le aportará las calorías necesarias para seguir teniendo escalofríos. Los líquidos y los alimentos se pueden calentar, pero no deben estar lo suficientemente calientes como para quemar la boca o la garganta de la persona. **4.** Aplique calor en el pecho, las axilas y la espalda (en ese orden). Volver a calentar la parte superior del torso es más efectivo que volver a calentar las extremidades. Use almohadillas eléctricas grandes, mantas eléctricas o bolsas de agua tibia. Coloque una capa aislante fina entre la piel y la fuente de calor para evitar que se queme la piel. Revise la piel cada 20 a 30 minutos para descartar signos de quemaduras. **5. NO** recurra a duchas o baños tibios para darle calor a la persona. Este método se puede tener en cuenta para personas con estrés por frío, pero no para una persona con hipotermia leve. Provoca demasiadas complicaciones médicas. **6. NO** utilice pequeñas compresas térmicas químicas para darle calor a la persona. Estas compresas (p. ej., que se utilizan para calentar las manos y los pies) no proporcionan suficiente calor para afectar la temperatura corporal. Pueden causar quemaduras. **7.** Utilice el método de cuerpo a cuerpo para tratar a una persona con hipotermia leve cuando se deba esperar demasiado para recibir atención médica (por ejemplo, en lugares remotos y silvestres). En tal caso, la persona debe recibir calor de cualquier fuente de calor externa disponible. **8.** Controle a la persona durante al menos 30 minutos. **9.** Si la persona no mejora, llame el numero de emergencia local o transpórtela a un centro médico.
Signos de hipotermia moderada ▪ Deja de temblar ▪ Algunos signos empeoran ▪ No quiere moverse demasiado; puede tener sueño ▪ Se siente confundida y es indiferente al entorno ▪ Piel pálida o azul y fría al tacto	**1.** Llame el numero de emergencia local. **2.** Toque a la persona con cuidado. **3.** Mantenga a la persona acostada (en posición horizontal). **NO** le levante las piernas. **4. NO** le permita estar de pie ni caminar. **5. NO** masajee el cuerpo de la persona. **6. NO** le dé nada de beber ni comer. **7.** Coloque una capa aislante debajo y alrededor de la persona y aplique una barrera de vapor. **8.** Aplique calor en el pecho, las axilas y la espalda (en ese orden). Volver a calentar la parte superior del torso es más efectivo que volver a calentar las extremidades. Use almohadillas eléctricas grandes, mantas eléctricas o bolsas de agua tibia. Coloque una capa aislante fina entre la piel y la fuente de calor para evitar que se queme la piel. Revise la piel cada 20 a 30 minutos para descartar signos de quemaduras.

(continúa)

(continúa)

Qué buscar	Qué hacer

Signos de hipotermia grave
■ Está inconsciente o apenas consciente
■ Músculos rígidos y tensos
■ Piel azul y helada al tacto
■ Respiración lenta, superficial o ausente; y pulso débil, lento o ausente (latido del corazón)
■ Parece estar muerta. Los signos vitales, latidos del corazón (pulso) y respiración, pueden ser muy difíciles de detectar.
	1. Llame el numero de emergencia local.
	2. Trate como si fuera una hipotermia moderada.
	3. Haga reanimación si es necesario. Busque sentir el pulso en la arteria carótida (junto al bulto duro [laringe] en la parte delantera de la garganta) durante 1 minuto. Si no siente el pulso después de 1 minuto, comience con la reanimación cardiopulmonar (RCP) (compresiones torácicas y respiración boca a boca). Se puede utilizar un desfibrilador externo automático (DEA).
	4. **NO** comience con la RCP si la persona:
	  • Ha estado sumergida en agua fría durante más de 1 hora.
	  • Tiene lesiones mortales evidentes.
	  • Está congelada (p. ej., tiene hielo en la boca y la garganta).
	  • Tiene el pecho rígido y no se puede comprimir.

© Jones & Bartlett Learning.

Congelación

La congelación se produce solo a temperaturas bajo cero y afecta principalmente los pies, las manos, los oídos y la nariz (**FIGURA 6-3**). Todas las lesiones por congelación requieren el mismo tratamiento de primeros auxilios. En caso de congelación, traslade a la persona a un lugar cálido. **NO** permita que la persona camine con los pies congelados. Quite las joyas (p. ej., anillos) y las prendas que cubren la parte del cuerpo congelada.

La gravedad y el alcance de la congelación son difíciles de determinar hasta horas después de producirse la descongelación. Las consecuencias más graves de la congelación se producen cuando muere el tejido (gangrena); en dichos casos, la parte afectada podría tener que ser amputada. Cuanto más tiempo permanezca congelado el tejido, más grave será la lesión. Verifique si la persona con congelación tiene hipotermia. Trate la hipotermia y otras lesiones potencialmente mortales antes de tratar la congelación. Busque atención médica profesional lo antes posible.

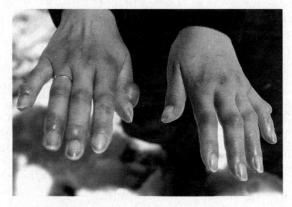

FIGURA 6-3 Dedos congelados 6 horas después de calentarlos en agua a 42 °C (108 °F).
Cortesía de Neil Malcom Winkelmann.

Qué buscar	Qué hacer
Antes de la descongelación, la congelación se puede clasificar en superficial o profunda:	**1.** Aleje a la persona del frío y llévela a un lugar cálido. Si es posible, no permita que la persona use las extremidades congeladas hasta que reciba atención médica profesional.

Antes de la descongelación, la congelación se puede clasificar en superficial o profunda:

- Congelación superficial
  - Piel blanca, cerosa o gris amarillenta
  - La parte afectada se siente muy fría y entumecida. Puede haber una sensación de hormigueo, escozor o dolor
  - La superficie de la piel se siente rígida o con costras, y el tejido subyacente se siente suave cuando se presiona con suavidad y firmeza.

- Congelación profunda
  - La parte afectada se siente fría, dura y compacta, y no puede hundirse; se siente como si fuera un trozo de madera o carne congelada
  - La piel de la parte del cuerpo afectada está pálida y cerosa
  - Una parte fría muy dolorosa de repente deja de doler

Después de la descongelación, la congelación se puede clasificar en grados, de forma similar a la clasificación de las quemaduras:

- Congelación de primer grado
  - La parte afectada está caliente, inflamada y sensible

Qué hacer

1. Aleje a la persona del frío y llévela a un lugar cálido. Si es posible, no permita que la persona use las extremidades congeladas hasta que reciba atención médica profesional.

2. Quítele las prendas mojadas y los artículos que constriñen la piel, como anillos, que puedan afectar la circulación sanguínea.

3. **NO** intente descongelar esa parte del cuerpo si:
   a. la atención médica está a menos de 2 horas de distancia;
   b. el área afectada se ha descongelado;
   c. no dispone de un refugio, agua tibia y un recipiente; o
   d. existe riesgo de que se vuelva a congelar.

4. Use el método de calentamiento rápido y húmedo si
   a. la atención médica está a más de 2 horas de distancia;
   b. no existe riesgo de que el área afectada se vuelva a congelar; o
   c. dispone de un refugio, agua tibia y un recipiente. Si bien se recomienda hacer un calentamiento rápido, es posible que no pueda evitar que se produzca una descongelación lenta; debe permitir que se produzca una descongelación lenta cuando sea el único método disponible.

5. *Método de calentamiento rapido y húmedo:* Coloque la parte congelada en agua tibia (38–42 °C [100–108 °F]). **NO** use otras fuentes de calor (p. ej., fuego, calentador, horno). Si no tiene un termómetro, puede colocar la mano en el agua durante 30 segundos para comprobar que esté tibia pero no lo suficiente como para quemar a la persona. Mantenga la temperatura del agua agregando agua tibia según sea necesario. El calentamiento generalmente toma de 20 a 40 minutos o hasta que la parte del cuerpo se vuelve suave y flexible al tacto. Seque el área al aire; **NO** la frote. Para ayudar a controlar el dolor intenso durante el calentamiento, administre ibuprofeno como se indica en el rótulo. En el caso de lesiones en el oído o la cara, es mejor aplicar paños tibios y húmedos, cambiándolos con frecuencia.

6. *Precauciones:*
   - **NO** frote ni masajee el área afectada.
   - **NO** aplique hielo, nieve ni agua fría en el área afectada.
   - **NO** caliente el área afectada con una estufa, el tubo de escape de un vehículo ni sobre el fuego.
   - **NO** reviente las ampollas.
   - **NO** permita que la persona fume o beba alcohol.
   - **NO** caliente esa parte del cuerpo si existe la posibilidad de que se vuelva a congelar.
   - **NO** permita que una parte descongelada se vuelva a congelar; esto ocasionará un daño mayor (por ejemplo, una gangrena).
   - **NO** coloque calentadores químicos directamente sobre el área afectada; esto puede causar quemaduras.

Después de la descongelación:

1. Si los pies están afectados, no permita que la persona camine. Será imposible que use los pies después de que se hayan calentado, a menos que solo los dedos estén afectados.

2. Proteja el área afectada para que no tenga contacto con las prendas y la ropa de cama.

(continúa)

(continúa)

Qué buscar	Qué hacer

- Congelación de segundo grado
  - Las ampollas se forman minutos a horas después de la descongelación y se agrandan durante varios días (**FIGURA 6-4**).
- Congelación de tercer grado
  - Las ampollas son pequeñas y contienen un líquido rojo azulado o púrpura. La piel circundante puede estar roja o azul y es posible que no se vuelva más pálida al aplicar presión
	3. Coloque una gasa voluminosa, seca y limpia en la parte afectada y entre los dedos de los pies y de las manos para absorber la humedad y evitar que se peguen.
	4. Eleve un poco la parte afectada por encima del nivel del corazón para reducir el dolor y la inflamación.
	5. Aplique un gel de aloe vera para facilitar la cicatrización de la piel.
	6. Administre ibuprofeno para reducir el dolor y la inflamación.
	7. Administre líquidos si la persona está alerta y puede tragar.
	8. Busque atención médica profesional lo antes posible.

© Jones & Bartlett Learning.

Quemadura por frío

Las quemaduras por frío se producen cuando el agua en la superficie de la piel se congela; esto generalmente se observa en las mejillas, las orejas y la nariz. Puede ser difícil diferenciar entre la congelación y una quemadura por frío. Las quemaduras por frío deben tomarse muy en serio, ya que pueden ser el primer signo de congelación inminente.

Qué buscar	Qué hacer
- Color de piel amarillo a gris - Escarcha (cristales de hielo) en la piel - Hormigueo o entumecimiento inicial que puede volverse doloroso	**1.** Aleje a la persona del frío y llévela a un lugar cálido. **2.** Caliente suavemente el área afectada colocándola contra una parte caliente del cuerpo (p. ej., haga que la persona ponga las manos desnudas debajo de las axilas) o aplicando una compresa química que produzca calor cubierta con un paño. Para calentar la nariz, se debe respirar colocando las manos en forma de hueco sobre la nariz. **3.** **NO** frote el área.

© Jones & Bartlett Learning.

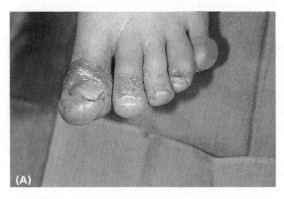
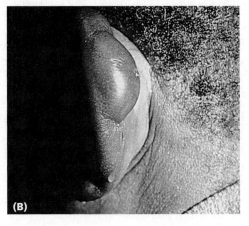

FIGURA 6-4 Congelación de segundo grado de **A.** un dedo y **B.** una oreja.

A, B. © Academia Estadounidense de Cirujanos Ortopédicos.

Intoxicación

Intoxicación por ingestión

Afortunadamente, la mayoría de los venenos tienen poco efecto tóxico o se ingieren en cantidades tan pequeñas que rara vez se producen intoxicaciones graves. Sin embargo, siempre existe la posibilidad de que ocurra una intoxicación grave o mortal.

Qué buscar	Qué hacer
■ Dolor y cólicos abdominales ■ Náuseas o vómitos ■ Diarrea ■ Quemaduras, olor o manchas alrededor y dentro de la boca ■ Somnolencia o inconsciencia ■ Convulsiones ■ Envase de veneno a la vista	1. Trate de determinar: • Edad y peso de la persona • Afección de la persona • ¿Qué veneno ingirió? • ¿Cuándo tomó el veneno? • ¿Cuánto tomó? 2. Si la persona está alerta y despierta, llame a la línea directa del Centro de Control de Intoxicaciones, incluso si no hay signos de intoxicación. Siga las instrucciones. 3. Coloque a la persona acostada sobre su lado izquierdo para retrasar el paso del veneno a los intestinos y evitar la inhalación del vómito, si se produce. 4. Controle la respiración y, si no respira, comience con la RCP. 5. *Precauciones:* • **NO** le dé nada de comer o beber a menos que así lo indique el Centro de Control de Intoxicaciones o un proveedor de atención médica profesional. • **NO** intente provocar el vómito dándole jarabe de ipecacuana o provocándole arcadas o haciéndole cosquillas en la parte posterior de la garganta. • **NO** le dé carbón activado a menos que así se lo indique el Centro de Control de Intoxicaciones o un proveedor de atención médica profesional. • **NO** le dé agua o leche para diluir venenos que no sean sustancias cáusticas o corrosivas (ácidos y álcalis) a menos que así lo indique el personal del Centro de Control de Intoxicaciones. Los líquidos pueden disolver los venenos secos, como pastillas o cápsulas, en muy poco tiempo, y llenar el estómago, lo que forzaría el contenido del estómago (el veneno) hacia el intestino delgado, donde se absorberá con mayor rapidez. Pueden producirse vómitos y aspiración.

© Jones & Bartlett Learning.

Intoxicación por inhalación

Si se ha inhalado veneno, todas las personas afectadas requerirán atención médica profesional, incluso si parecen haberse recuperado. Si la escena no es peligrosa, lleve inmediatamente a la persona al aire libre. **NO** ingrese a la escena a menos que esté debidamente equipado y capacitado.

Qué buscar	Qué hacer
■ Dolor de cabeza ■ Zumbido en los oídos (tinnitus) ■ Dolor de pecho (angina) ■ Debilidad muscular ■ Náuseas y vómitos	1. Llame el numero de emergencia local lo antes posible. 2. Trate de determinar: • ¿Qué sustancia se inhaló? • ¿Cuándo ocurrió la exposición? • ¿Por cuánto tiempo se inhaló la sustancia? • La afección de la persona.

(continúa)

(continúa)

Qué buscar	Qué hacer

■ Mareos y cambios en la vista (visión borrosa o doble)
■ Estado de inconsciencia
■ Paro respiratorio y cardíaco
■ Indicaciones de posible intoxicación por monóxido de carbono:
  • Síntomas que aparecen y desaparecen
  • Síntomas que empeoran o mejoran en determinados lugares o en determinados momentos del día
  • Síntomas similares en personas del entorno de la persona enferma
  • Mascotas que parecen estar enfermas
	3. Coloque a la persona en una posición sentada o reclinada, o en una posición que le permita respirar mejor y le resulte cómoda. Procure que la espalda quede apoyada para facilitar la respiración.
	4. Controle la respiración y, si no respira, comience con la RCP.

© Jones & Bartlett Learning.

Emergencias relacionadas con drogas

Opioides

Los opioides son medicamentos que se utilizan para aliviar el dolor. Pero además, desencadenan la liberación de endorfinas, que son sustancias químicas naturales que aumentan la sensación de felicidad y son altamente adictivas. Al igual que todos los medicamentos, las personas pueden presentar reacciones adversas a los opioides. Debido a que los opioides ralentizan o incluso detienen la respiración, las sobredosis pueden ser mortales.

En los últimos años, a medida que el número de muertes se ha disparado a decenas de miles por año, se han hecho numerosos esfuerzos para que todos los niveles de las fuerzas del orden y los rescatistas identifiquen y controlen a estas personas.

La mayoría de los opioides son analgésicos narcóticos como: morfina, heroína, metadona, fentanilo y oxicodona.

Una sobredosis de drogas puede ocurrir cuando una persona:

■ Malinterpreta las instrucciones de uso, toma involuntariamente una dosis de más o hace un uso indebido de forma intencional de un opioide recetado o de una droga ilícita (p. ej., heroína);
■ Toma un medicamento opioide que le han recetado a otra persona;
■ Mezcla opioides con otros medicamentos, alcohol o medicamentos de venta libre (sin receta).

Qué buscar	Qué hacer

■ Demasiado sueño o somnolencia
■ Estado de inconsciencia
■ Problemas respiratorios: desde respiración lenta y superficial hasta falta de respiración
	1. Cuando se sepa o se sospeche que una persona *inconsciente* ha tomado un medicamento opioide, compruebe que respira.
	  • Si la persona no respira o si solo jadea, y hay otra persona que puede ayudar, pídale a la otra persona que llame el numero de emergencia local y que consiga un DEA y naloxona, mientras usted comienza con la RCP.
	  • Si la persona no respira y solo jadea, y usted está solo, realice cinco ciclos de RCP antes de dejar a la persona para llamar el numero de emergencia local y conseguir un DEA y naloxona.

Qué buscar	Qué hacer

■ Labios y uñas que se vuelven azules
 	
■ La piel se siente fría y húmeda
 	
■ Pupilas extremadamente pequeñas (el círculo negro en el centro de la parte coloreada del ojo)
	2. Administre naloxona si es posible (**FIGURA 6-5**).
	• La naloxona es un medicamento seguro que revierte rápidamente una sobredosis de drogas. Es fácil de usar. Solo revierte los efectos de los opioides. No tiene ningún efecto sobre otras drogas (p. ej., alcohol, estimulantes). **NO** espere para administrar RCP o RCP solo con compresión a una persona inconsciente y que no respira, mientras espera que funcione la naloxona.
	• La naloxona se comercializa en diferentes formas:
	  • Para administrar una dosis única de *aerosol nasal* precargado que no se puede reutilizar (Narcan), primero coloque a la persona boca arriba, con la cabeza inclinada hacia atrás. Luego, administre el aerosol en una fosa nasal. Si la persona no se recupera en 2 a 3 minutos y tiene otro dispositivo de aerosol nasal a disposición, repita la dosis en la otra fosa nasal.
	  • Para administrar una dosis única con un *autoinyector* precargado que no se puede reutilizar (p. ej., Evzio), extraiga el dispositivo de la caja. Una vez activado, el dispositivo proporciona instrucciones de voz (similares a los desfibriladores automáticos). Inyecte en la parte externa del muslo de la persona (el uso es similar a un autoinyector de epinefrina). Se puede administrar sobre la ropa (p. ej., pantalones, jeans) si es necesario. Si las instrucciones de voz electrónicas no funcionan, el dispositivo aún se puede utilizar para administrar la dosis de naloxona. Si la persona no se recupera en 2 a 3 minutos y tiene otro autoinyector a disposición, repita la dosis.
	
	3. Si se le ha administrado naloxona y la persona responde y respira, controle la respiración y, si deja de respirar, comience con la RCP. Asegúrese de permanecer con la persona hasta que llegue el SEM. La persona debe recibir atención médica, incluso si se ha recuperado.
	
	4. Si no hay naloxona a disposición, permanezca con la persona hasta que llegue el SEM. Coloque la persona de lado (posición de recuperación; consulte la página 22) para mantener las vías respiratorias abiertas. Controle la respiración y, si la respiración se detiene, comience con la RCP.
	
	5. Si es posible hacerlo de forma rápida y segura, intente identificar la droga. Busque frascos de medicamentos o pregunte a las demás personas presentes.
	
	Importante:
	■ Los efectos de los opioides suelen durar más que el efecto de la naloxona y es posible que se requiera una segunda dosis.
	
	■ Algunos opioides son fuertes y pueden requerir varias dosis de naloxona.
	
	■ Cualquier persona que esté tomando opioides o esté en riesgo de sufrir una sobredosis debe llevar naloxona consigo por si se presenta una emergencia.
	
	■ Todos los estados permiten comprar naloxona con una receta médica. La mayoría de los estados permiten comprar naloxona sin receta médica.

No opioides

Para todas las demás emergencias relacionadas con medicamentos no opioides (simpaticomiméticos, alucinógenos, depresores e inhalantes), siga estas instrucciones:

Si la persona está...	Entonces...
Consciente y alerta	1. Llame a la línea directa del Centro de Control de Intoxicaciones.
Inconsciente y respira	1. Llame el numero de emergencia local, controle la respiración y, si se detiene, comience con la RCP.
Inconsciente y no respira	1. Llame el numero de emergencia local y comience con la RCP.
Para todas las personas con sobredosis de drogas	1. Transmítales tranquilidad y bríndeles apoyo emocional.
	2. Coloque a la persona sobre su lado izquierdo (posición de recuperación) para retrasar el paso del veneno a los intestinos y evitar la inhalación del vómito, si se produce.
	3. Compruebe si hay lesiones.
	4. Si la persona se vuelve violenta, busque protegerse hasta que lleguen las fuerzas de seguridad. Deje que ellos manejen cualquier situación peligrosa.

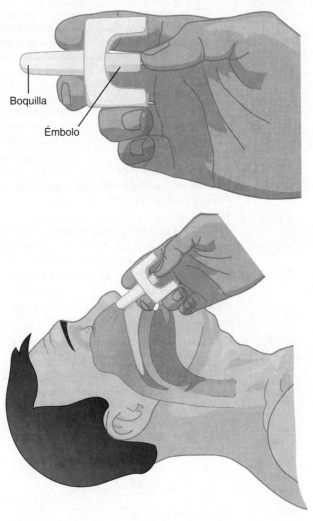

Boquilla

Émbolo

FIGURA 6-5 Administración de naloxona mediante aerosol nasal.
© Jones & Bartlett Learning.

Reacciones alérgicas a la hiedra venenosa, el roble venenoso y el zumaque venenoso

La hiedra venenosa se puede encontrar en todos los estados excepto en Hawái y Alaska (**FIGURA 6-6**). El roble venenoso crece en algunos estados del este y a lo largo de la costa oeste (**FIGURA 6-7**). El zumaque venenoso se encuentra principalmente en áreas pantanosas de la costa este, especialmente en el sureste (**FIGURA 6-8**).

La hiedra venenosa que crece en un área puede no parecerse absolutamente en nada a la hiedra venenosa que se encuentra en la zona central del país, y el roble venenoso de la costa este es muy distinto del roble venenoso que se encuentra en la costa oeste. Sin embargo, la dermatitis (picazón, piel seca o erupción) que causan estas plantas, y el tratamiento, es similar (**FIGURA 6-9**).

El veneno de estas plantas es el urushiol, una sustancia química que se encuentra en la savia de la planta. Todas las partes de la planta (hojas, tallos, raíces, flores y bayas) contienen aceite de urushiol. Aproximadamente el 50 % de las personas expuestas a estas plantas presentarán una erupción. La reacción alérgica puede comenzar a las 6 horas después de la exposición; se puede observar una línea de pequeñas ampollas que se forman en el lugar donde la piel rozó la planta y, posteriormente, enrojecimiento, inflamación y ampollas más grandes. Por lo general, los síntomas comienzan entre 24 y 72 horas después

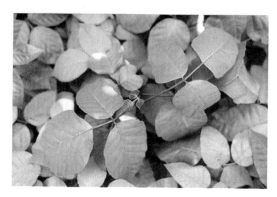

FIGURA 6-6 Hiedra venenosa.
© Thomas Photography LLC/Alamy Stock Photo.

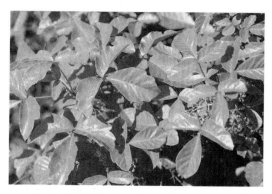

FIGURA 6-7 Roble venenoso.
© Thomas J. Peterson/Alamy Stock Photo.

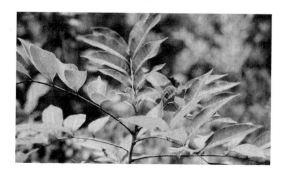

FIGURA 6-8 Zumaque venenoso.
Cortesía del Servicio de Pesca y Vida Silvestre de los EE. UU.

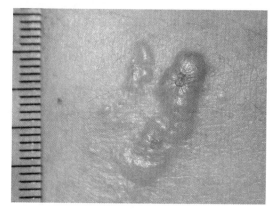

FIGURA 6-9 Dermatitis por hiedra venenosa con ampollas.
© Blickwinkel/Pinkannjoh/Alamy Stock Photo.

de la exposición. Después de la erupción inicial, la erupción puede aparecer en otras partes del cuerpo hasta por 2 semanas. Esto dependerá de la cantidad de urushiol a la que estuvo expuesta la piel o de la parte del cuerpo que absorbió el urushiol.

La dermatitis por hiedra venenosa, roble y zumaque es una afección de resolución espontánea. Sin ningún tratamiento, un caso leve como estos desaparecerá en unas 2 semanas. Por lo general, el malestar es considerable, y las cremas o pomadas con hidrocortisona de venta libre (1 %) ofrecen pocos beneficios. Si bien los procedimientos de primeros auxilios que se presentan aquí no curarán la afección, sí aliviarán el malestar. Busque consejo médico profesional para casos graves.

No se preocupe por contagiar la erupción a otras personas; esta afección no es contagiosa, y el líquido de la ampolla no contiene la sustancia irritante. Sin embargo, el aceite o las partículas del aceite pueden transportarse en el pelo de los animales y en el humo al quemar plantas. Ambos pueden afectar a las personas que entran en contacto con ellos.

Qué buscar	Qué hacer
Contacto conocido de unos 5 minutos en el caso de personas con piel sensible y hasta de 1 hora para personas con piel moderadamente sensible.	**Si no han pasado 5 minutos de la exposición:** 1. Limpie suavemente la piel con alcohol isopropílico. **NO** frote. **NO** use toallitas con alcohol envasadas; pueden irritar la piel. 2. A continuación, o si no dispone de alcohol isopropílico, lave la piel con abundante agua corriente fría. El jabón no es necesario, pero si se usa, enjuáguelo con abundante agua corriente fría. **NO** frote ni rasque la piel. 3. **NO** use gasolina.
Dermatitis leve: picazón	1. Aplique cualquiera de los siguientes productos: • Baño de avena coloidal (p. ej., tratamientos de baño calmantes Aveeno) • Pasta de bicarbonato de sodio (1 cucharadita [5 ml] de agua mezclada con 3 cucharaditas [15 ml] de bicarbonato de sodio) • Loción de calamina • Solución de acetato de aluminio (p. ej., solución de Burow) • Medicamentos recetados por un médico 2. Si no tiene ninguno de estos tratamientos a disposición, la aplicación de hidrocortisona de venta libre puede ser útil en casos leves. 3. Aconseje a la persona que evite rascarse el área.
Dermatitis moderada: picazón e inflamación	• Intente hacer lo mismo que para los signos y síntomas leves. • Aplique una crema con cortisona recetada por un médico.
Dermatitis severa: picazón, inflamación y ampollas	• Intente hacer lo mismo que para los síntomas leves y moderados. • Aplique cortisona por vía tópica u oral recetada por un médico. • Busque atención médica profesional si la persona inhala humo de una planta cuando se está quemando o si la reacción involucra la cara, los ojos, los genitales o áreas grandes del cuerpo.

Mordeduras de animales

Para tratar las mordeduras de un animal, notifique al dueño del animal o, si usted es el dueño, notifique a la familia de la persona que fue mordida (**FIGURA 6-10**). Al hacerlo, tenga prudencia, ya que la situación puede tornarse difícil y derivar en violencia. Si la mordedura es de un animal salvaje, notifique a las autoridades correspondientes.

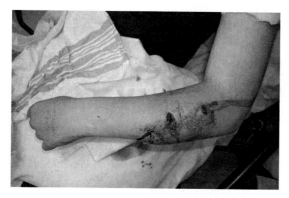

FIGURA 6-10 Mordedura de perro.
© E.M. Singletary, M.D. Utilizado con el correspondiente permiso

Qué buscar	Qué hacer
Mordedura que ha provocado lesiones en la piel	**1.** Detenga el sangrado aplicando presión directa sobre la herida. Las hemorragias potencialmente mortales en un brazo o pierna pueden requerir un torniquete (consulte el Capítulo 4).
	2. Para tratar una herida superficial: • Lave el interior y la parte circundante con agua corriente y jabón. • Enjuague el interior de la herida con agua corriente limpia. • Cubra la herida con una capa delgada de una crema antibiótica de venta libre y un apósito estéril.
	3. Las mordeduras graves deben tratarse en un centro médico.
	4. Para todas las mordeduras que lesionan la piel, busque atención médica profesional para: • Limpiar la herida. • Cerrar heridas abiertas, grandes y profundas. • Recibir un refuerzo de la vacuna contra el tétanos, si es necesario.
Mordedura que no ha provocado lesionado en la piel	Aplique una compresa de hielo sobre la piel por hasta 20 minutos; coloque una toalla de papel o un paño húmedo entre la piel y la compresa de hielo.
Mordedura de animal salvaje	**1. NO** intente capturar el animal.
	2. NO mate al animal. Si debe matarlo, **NO** lo golpee ni le dispare en la cabeza (cerebro). Si bien a menudo no es posible, el cerebro del animal se puede analizar para detectar el virus de la rabia.
	3. Tome una foto del animal si es seguro hacerlo.
	4. Comuníquese con el departamento de salud local para recibir asesoramiento.

© Jones & Bartlett Learning.

Mordeduras de serpientes y otros reptiles

Antes de ayudar, tome las medidas adecuadas que se describen en las páginas 12–19.

Los Centros para el Control y la Prevención de Enfermedades informan que entre 7000 y 8000 personas son mordidas por serpientes venenosas todos los años en los Estados Unidos (**FIGURA 6-11**). La (**FIGURA 6-12**) muestra los rasgos característicos de las serpientes venenosas en comparación con las no venenosas. En aproximadamente el 25 % de las mordeduras de serpientes venenosas, el veneno no es inyectado; solo se producen heridas de colmillos y dientes (lo que se conoce como "mordeduras secas").

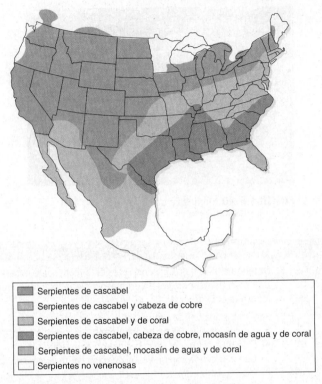

Serpientes de cascabel
Serpientes de cascabel y cabeza de cobre
Serpientes de cascabel y de coral
Serpientes de cascabel, cabeza de cobre, mocasín de agua y de coral
Serpientes de cascabel, mocasín de agua y de coral
Serpientes no venenosas

FIGURA 6-11 Ubicación geográfica de las serpientes venenosas.
© Jones & Bartlett Learning.

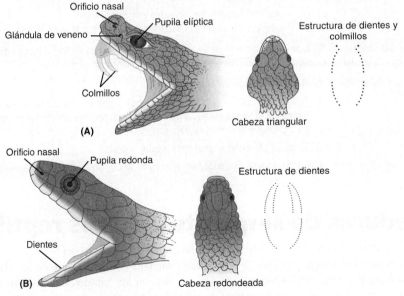

FIGURA 6-12 Rasgos característicos de las serpientes. **A.** Serpientes venenosas (crótalos). **B.** Serpientes no venenosas.
© Jones & Bartlett Learning.

Sin embargo, nunca suponga que una picadura es seca. Si ve marcas de colmillos e identifica el tipo de serpiente, siga los siguientes pasos:

- Aleje a la persona y a las demás personas presentes de la serpiente para evitar una segunda mordedura. Una serpiente muerta aún puede morder si está decapitada.
- Anime a la persona a descansar, mantener la calma y quedarse quieta.
- **NO** intente capturar o matar a la serpiente. Estas acciones pueden provocar que una segunda persona sea mordida. Trate de recordar el color de la serpiente y la forma de la cabeza. Tomar una buena fotografía desde una distancia segura (mayor que el largo de la serpiente) puede ayudar a identificar a la serpiente.
- Quite los anillos, las joyas o las prendas ajustadas de la parte del cuerpo donde se recibió la mordida para evitar la constricción causada por la inflamación.
- Lave la picadura con jabón y agua corriente, y aplique un apósito estéril sobre las marcas de los colmillos.
- Llame el numero de emergencia local o lleve a la persona a un centro médico lo antes posible.

Crótalos

Los crótalos son un género de serpientes que incluye las serpientes de cascabel (**FIGURA 6-13**), las serpientes cabeza de cobre (**FIGURA 6-14**) y las serpientes bocas de algodón (mocasines de agua; **FIGURA 6-15**).

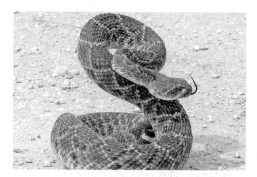

FIGURA 6-13 Serpiente de cascabel.
© AmeeCross/Shutterstock.

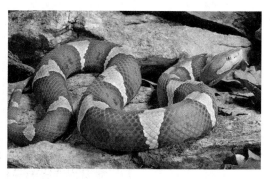

FIGURA 6-14 Serpiente cabeza de cobre.
© Dennis W. Donohue/Shutterstock.

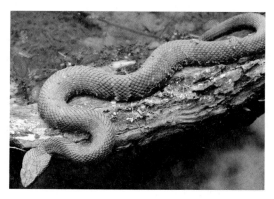

FIGURA 6-15 Boca de algodón (mocasín de agua).
© Shackleford-Photography/Shutterstock

Qué buscar	Qué hacer
Características de los crótalos:	1. Llame el numero de emergencia local. **NO** es necesario capturar o matar a la serpiente.
■ Cabeza triangular, plana, más ancha que el cuello	2. Cuando sea posible, transporte a la persona. Si está solo y puede hacerlo, camine despacio.
■ Pupilas elípticas verticales (ojo de gato)	3. **NO** coloque una venda de compresión en la mordedura de una serpiente; no se ha demostrado que eso sea útil. Según algunas asociaciones de toxicología y las Pautas de la Wilderness Medical Society, no se recomienda la colocación de vendas de compresión en las mordeduras de serpientes, ya que no se ha demostrado que sea útil, y podría causar un mayor daño en los tejidos.
■ Glándula sensible al calor ubicada entre el ojo y la fosa nasal	
■ Solo las serpientes de cascabel tienen un cascabel en la cola	
Después de una mordedura, pueden presentarse los siguientes signos y síntomas:	
■ Dolor intenso y ardor en el sitio de la picadura	4. *Precauciones:*
■ Dos heridas pequeñas punzantes; tenga en cuenta que la persona puede tener solo una herida (**FIGURA 6-16**)	• **NO** corte la piel de la persona para drenar el veneno.
■ Inflamación que se presenta dentro de los 10 a 15 minutos; puede presentarse en toda la extremidad	• **NO** haga succión con la boca ni con ningún dispositivo de succión.
■ Es posible que se produzca decoloración y que aparezcan ampollas llenas de sangre en 6 a 10 horas	• **NO** aplique compresas frías o de hielo.
	• **NO** le dé alcohol.
■ Náuseas, vómitos, sudoración y debilidad (en casos graves)	• **NO** aplique descargas eléctricas.
	• **NO** aplique un torniquete.

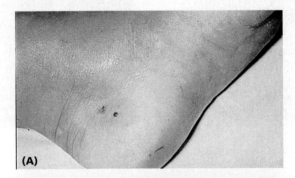

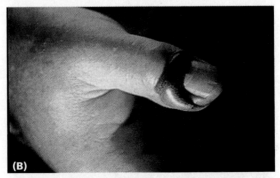

FIGURA 6-16 Herida por mordedura de serpiente de cascabel en **A.** pie y **B.** dedo pulgar.

Serpiente de coral

La serpiente de coral es la serpiente más venenosa de América del Norte, aunque rara vez muerde al ser humano (**FIGURA 6-17**). El veneno de la serpiente de coral es neurotóxico y los síntomas pueden comenzar de 1 a 5 horas después de la mordedura.

Qué buscar	Qué hacer
Características de la serpiente de coral: ▪ Pequeña y muy colorida, tiene varios segmentos de color rojo, amarillo y negro a lo largo del cuerpo ▪ Las líneas que separan los segmentos son amarillas. ▪ Hocico negro (área de la nariz) Después de una mordedura, pueden presentarse los siguientes signos y síntomas: ▪ Pocos signos inmediatos (la ausencia de síntomas inmediatos no es evidencia de que la mordedura sea inofensiva) ▪ Pueden pasar varias horas antes de que se presenten los siguientes síntomas: • Náuseas • Vómitos • Sudor • Temblores • Somnolencia • Dificultad para hablar • Visión borrosa • Dificultad para tragar • Dificultad para respirar	1. Llame el numero de emergencia local. No es necesario capturar o matar a la serpiente. 2. Aplique un vendaje elástico ancho haciendo giros superpuestos. 3. Comience a envolver desde el extremo de la pierna o el brazo que tiene la mordedura y envuélvalo hacia arriba, cubriendo todo el largo. 4. Aplique una compresión similar a la que utiliza al envolver un tobillo esguinzado. Debería poder deslizar un dedo debajo del vendaje. 5. Estabilice la pierna o el brazo que tiene la mordedura como lo haría si fuera un hueso fracturado y manténgalo por debajo del nivel del corazón. 6. **NO** corte la piel ni haga succión.

© Jones & Bartlett Learning.

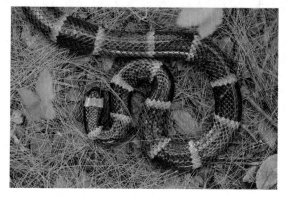

FIGURA 6-17 Serpiente de coral.
© JasonOndreicka/iStock/Getty Images.

Serpientes no venenosas

Si bien es cierto que menos del 10 % de las serpientes son venenosas, en caso de dudas, suponga que la serpiente es venenosa.

Qué buscar	Qué hacer
Signos de mordeduras de serpientes no venenosas: • Marcas de dientes en forma de herradura en la piel • Posible inflamación y sensibilidad	1. Trate la mordedura de la misma manera que trataría una herida superficial. 2. Consulte con un médico.

© Jones & Bartlett Learning.

Lagartos venenosos

Al igual que existen serpientes venenosas, también existen lagartos venenosos. Entre ellos se incluyen el monstruo de Gila (Estados Unidos y México) y el lagarto moteado mexicano. Los lagartos venenosos pueden prenderse firmemente al morder e introducir el veneno en la piel.

Qué buscar	Qué hacer
• Heridas punzantes: los dientes pueden romperse • Inflamación y dolor, a menudo intenso, y ardor • Sudor • Vómitos • Aumento de la frecuencia cardíaca • Dificultad para respirar	1. Administre analgésicos. 2. Llame el numero de emergencia local. 3. Trate la mordedura de la misma manera que trataría una mordedura de serpiente.

© Jones & Bartlett Learning.

Mordeduras y picaduras de artrópodos

Los artrópodos, como escorpiones, arañas, ciempiés y garrapatas, son invertebrados que tienen patas articuladas y cuerpos segmentados. Los insectos que pican causan más muertes que las serpientes venenosas. Las personas que han tenido una reacción grave anteriormente deben usar una etiqueta de identificación médica y llevar un equipo de epinefrina recetado por un médico.

Insectos que pican

Cuando alguien es picado por un insecto, las reacciones pueden variar desde reacciones típicas hasta potencialmente mortales. Es importante saber qué buscar para poder tratar la lesión de manera adecuada. Los insectos que pican más comunes (**FIGURA 6-18**) son:

- Abeja
- Avispa chaqueta amarilla
- Avispón
- Avispa
- Hormiga roja

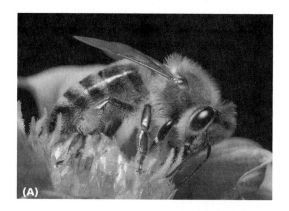

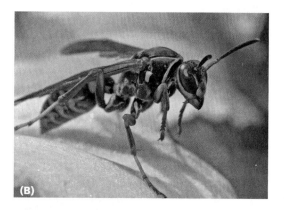

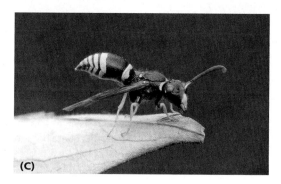

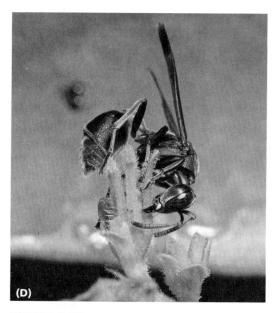

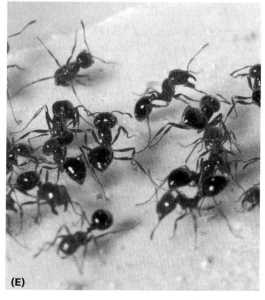

FIGURA 6-18 Insectos que pican. **A.** Abeja. **B.** Avispa chaqueta amarilla. **C.** Avispón. **D.** Avispa. **E.** Hormiga roja.
A. © Borut Gorenjak/Shutterstock. **B.** © Dwight Lyman/Shutterstock. **C.** © Pixelman/Shutterstock.. **D.** © Heintje Joseph T. Lee/Shutterstock. **E.** Cortesía de Scott Bauer/USDA.

Qué buscar	Qué hacer

Signos de picaduras de insectos
 	
• Reacciones habituales:
  • Dolor instantáneo, enrojecimiento, picazón (**FIGURA 6-19**)
• Reacciones que son motivo de preocupación:
  • Urticaria
  • Picazón de garganta
• Reacciones potencialmente mortales:
  • Signos de reacción alérgica sistémica como sibilancias o inflamación de labios y lengua
  • Piel de color azul o gris
  • Convulsiones
  • Estado de inconsciencia
  • Imposibilidad de respirar debido a la inflamación de las cuerdas vocales (causa aproximadamente del 60 al 80 % de las muertes por anafilácticos)
	1. Busque un aguijón; si lo encuentra, quite el aguijón y el saco de veneno de la piel de inmediato con una uña o una tarjeta de plástico (por ejemplo, una tarjeta de crédito), o quítelos con la mano. Solo las abejas dejan incrustado el aguijón. **NO** use pinzas. **NO** apriete el saco de veneno, que puede o no estar adherido al aguijón.
	2. Lave el área con agua y jabón.
	3. Aplique una compresa de hielo sobre el área por hasta 20 minutos; coloque una toalla de papel o un paño húmedo entre la piel y la compresa de hielo. La pasta de bicarbonato de sodio también puede ayudar, a excepción de las picaduras de avispa.
	4. Administre medicamentos para el dolor.
	5. Aplique una crema de hidrocortisona (1 %) y administre un antihistamínico (Benadryl) como se indica en la etiqueta para aliviar la picazón y la inflamación.
	6. En caso de una reacción alérgica grave, ayude a la persona a autoadministrarse epinefrina.
	7. Controle la respiración y, si no respira, administre RCP.
	8. Una picadura en la garganta o en la boca puede causar inflamación incluso en una persona que no es alérgica; haga que la persona chupe hielo o se enjuague la boca con agua fría.

© Jones & Bartlett Learning.

Araña viuda

La araña viuda es más conocida como la *viuda negra*, aunque el término *negro* es inexacto, ya que solo tres de las cinco especies de arañas viudas son negras; las otras especies son marrones y grises (**FIGURA 6-20**).

Solo las hembras adultas muerden. Tienen un abdomen negro brillante con una mancha roja o amarilla que, a menudo, tiene la forma de un reloj de arena, o manchas o franjas blancas en el abdomen.

La mayoría de las personas nunca ve la araña.

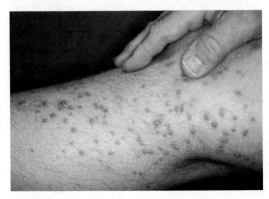

FIGURA 6-19 Picaduras de hormigas rojas.
Cortesía de Daniel Wojcik/USDA.

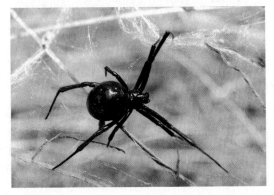

FIGURA 6-20 Araña viuda negra.
© Sari Oneal/Shutterstock.

Qué buscar	Qué hacer
<ul><li>Sensación de pinchazo agudo seguido de dolor sordo y entumecimiento</li><li>Dos pequeñas marcas de colmillos que se ven como pequeñas manchas rojas</li><li>Dolor abdominal intenso (las mordeduras en un brazo pueden producir dolor intenso en el pecho, lo que simula un ataque cardíaco)</li><li>Dolor de cabeza, escalofríos, fiebre, sudoración profusa, náuseas y vómitos</li></ul>	1. Lave con agua y jabón. 2. Aplique una compresa de hielo en el área por hasta 20 minutos; coloque un paño delgado entre la piel y la compresa de hielo. 3. Administre medicamentos para el dolor. 4. Busque atención médica profesional lo antes posible. 5. Si se presenta inflamación facial o anafilaxia, llame el numero de emergencia local de inmediato.

© Jones & Bartlett Learning.

Araña reclusa parda

La araña reclusa parda también se conoce como *araña violinista* o *araña ermitaña parda* (**FIGURA 6-21**). Puede encontrar arañas reclusas pardas en el sur y el centro de los Estados Unidos.

Qué buscar	Qué hacer
<ul><li>Dolor de leve a intenso que se presenta dentro de las 2 a 8 horas</li><li>Ampolla que se observa dentro de las 48 a 72 horas; se enrojece y estalla; adquiere el aspecto de un "ojo de buey" (**FIGURA 6-22**)</li><li>Náuseas, vómitos, dolor de cabeza y fiebre</li></ul>	1. Trate la picadura de la misma manera que trataría la picadura de una araña viuda negra. 2. Si la herida se infecta, aplique una crema antibiótica y luego un apósito estéril. 3. Busque atención médica profesional.

© Jones & Bartlett Learning.

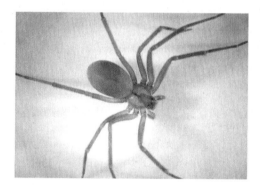

FIGURA 6-21 Araña reclusa parda.
Cortesía de Kenneth Cramer, Monmouth College

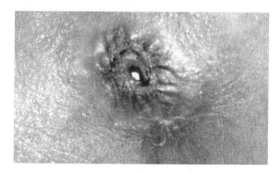

FIGURA 6-22 Erupción "ojo de buey" provocado por una araña reclusa parda.
Cortesía del Departamento de Entomología de la Universidad de Nebraska, Lincoln.

Araña vagabunda

La araña vagabunda también se conoce como la *araña doméstica agresiva*. Vive en el noroeste de los Estados Unidos, y a menudo se pueden encontrar en garajes y sótanos, así como en el exterior.

Qué buscar	Qué hacer
Los signos de una picadura de araña vagabunda son los mismos que los de las arañas reclusas pardas.	Trate la picadura de la misma manera que trataría una picadura de araña reclusa parda.

© Jones & Bartlett Learning.

Tarántula

Las tarántulas son arañas grandes y peludas. Muerden solo cuando se las provoca o se las manipula de forma brusca. Las tarántulas pueden mover sus pelos sobre la piel de una persona (**FIGURA 6-23**).

Qué buscar	Qué hacer
Varía de un dolor punzante leve a intenso que dura hasta 1 hora	1. Trate la picadura de la misma manera que trataría la picadura de una araña viuda negra. 2. Para los pelos en la piel, quítelos con cinta adhesiva, lave con agua y jabón, y aplique crema con hidrocortisona (1 %). 3. Administre un antihistamínico y un analgésico.

© Jones & Bartlett Learning.

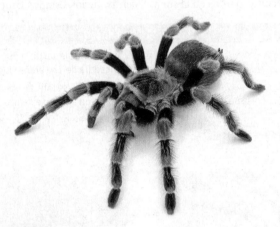

FIGURA 6-23 Tarántula.
© Pets in frames/Shutterstock.

Escorpión

En los Estados Unidos, solo el escorpión de corteza que se encuentra principalmente en Arizona es potencialmente mortal. Permanece activo de mayo a agosto.

Qué buscar	Qué hacer
Signos de una picadura de escorpión: ■ Dolor ardiente ■ Entumecimiento u hormigueo que se produce más tarde	1. Controle la respiración. 2. Lave con agua y jabón. 3. Aplique una compresa de hielo en el área; coloque un paño delgado entre la piel y la compresa de hielo. 4. Administre medicamentos para el dolor. 5. Coloque un apósito. 6. Busque atención médica profesional si se presentan reacciones graves.

© Jones & Bartlett Learning.

Ciempiés

No confunda el ciempiés con el milpiés; este último no puede inyectar veneno pero puede irritar la piel.

Qué buscar	Qué hacer
Signos de una picadura de ciempiés • Dolor ardiente • Inflamación • Inflamación leve de los ganglios linfáticos	1. Limpie la herida con agua y jabón. 2. Aplique una compresa de hielo. 3. Administre medicamentos para el dolor. 4. Si los síntomas persisten, administre un antihistamínico (Benadryl) como se indica en la etiqueta o aplique una crema con hidrocortisona (1 %) en el lugar de la picadura. 5. La mayoría de las picaduras mejoran incluso sin tratamiento; sin embargo, en caso de reacciones graves, busque atención médica profesional.

© Jones & Bartlett Learning.

Garrapata

La mayoría de las garrapatas son inofensivas, pero pueden transmitir enfermedades (enfermedad de Lyme, fiebre maculosa de las Montañas Rocosas, fiebre por garrapatas de Colorado, tularemia, etc.). Cuanto más tiempo permanezca la garrapata incrustada o llena de sangre, mayor será la probabilidad de que transmita una enfermedad (**FIGURA 6-24**).

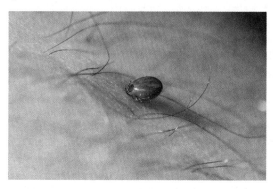 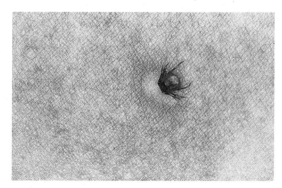

FIGURA 6-24 A. Garrapata incrustada y llena de sangre. **B.** Garrapata incrustada.
A. © IanRedding/Shutterstock; **B.** © Academia Estadounidense de Cirujanos Ortopédicos

Qué buscar	Qué hacer
Signos de una picadura de garrapata • No hay dolor inicial; la garrapata puede pasar desapercibida durante días (**FIGURA 6-25**) • Área enrojecida alrededor de la garrapata, lo que indica que la garrapata ha perforado la piel y se está alimentando de la sangre de la persona • Erupción, fiebre y escalofríos • La picadura varía desde una pequeña protuberancia hasta una inflamación considerable y una úlcera.	Las garrapatas son difíciles de extraer. La extracción parcial puede provocar una infección. Para extraer la garrapata: 1. Use pinzas o una herramienta específica para extraer garrapatas para tomar la garrapata lo más cerca posible de la piel (**FIGURA 6-26**). 2. Tire hacia arriba aplicando una presión constante y uniforme. 3. **NO** gire ni mueva la garrapata. 4. Levante la garrapata por encima de la piel. Mantenga esta posición hasta que la garrapata se suelte (1 minuto aproximadamente).

(continúa)

(continúa)

Qué buscar	Qué hacer
	5. Extraiga la garrapata de la piel. Intente no tirar de la garrapata con demasiada fuerza; de lo contrario, partes de la boca quedarán incrustadas. 6. **NO** utilice ninguno de los siguientes métodos ineficaces para extraer la garrapata: • Vaselina • Esmalte de uñas • Alcohol isopropílico • Gasolina • Tocarla con un fósforo encendido, una aguja caliente o un clip de papel caliente 7. **NO** tome la garrapata por la parte posterior de su cuerpo; los órganos internos de la garrapata podrían romperse, lo que provocaría que su contenido ingrese a la persona.
Cuando la garrapata haya salido por completo	1. Lávese las manos y el área de la picadura con agua y jabón. Aplique alcohol isopropílico para desinfectar aún más el área. 2. Aplique una compresa de hielo para reducir el dolor; coloque un paño delgado entre la piel y la compresa de hielo. 3. Aplique loción de calamina o crema con hidrocortisona para aliviar la picazón. 4. Coloque la garrapata en una bolsa de plástico y llévesela a un médico dentro de las 72 horas para que la identifique y para que la persona pueda recibir tratamiento con antibióticos, si es necesario, a fin de prevenir enfermedades graves como la enfermedad de Lyme. 5. Si aparece una erupción, fiebre o síntomas similares a los de la gripe (dolor de cabeza, dolores corporales o náuseas) entre 3 y 30 días después de la extracción de la garrapata, busque atención médica profesional, ya sea que conserve o no la garrapata.
Las partes de la boca de la garrapata se rompieron y permanecen en la piel.	1. Si no puede extraer las partes de la garrapata fácilmente, déjelas donde están y trátelas con baños tibios y crema antibiótica. Esas partes generalmente serán expulsadas y la piel se sanará. 2. En caso de infección, busque atención médica profesional.

© Jones & Bartlett Learning.

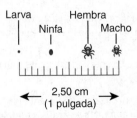

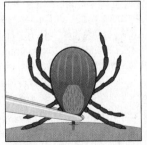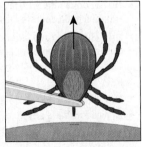

FIGURA 6-25 Tamaño de la garrapata del venado.
© Jones & Bartlett Learning.

FIGURA 6-26 Extracción de una garrapata con pinzas.
© Jones & Bartlett Learning.

Nigua

Las niguas son tan pequeñas que son invisibles a simple vista. Se pueden encontrar en pastizales, así como cerca de lagos y arroyos. Las niguas se alimentan de las células de la piel de personas y animales. Las picaduras de niguas ascienden a cientos.

Qué buscar	Qué hacer
Signos de picaduras de niguas • Picazón intensa que aparece después de varias horas • Ronchas rojas pequeñas • Infección de la piel	1. Lave con agua y jabón, y enjuague varias veces. 2. Aplique una compresa de hielo en el área. 3. Aplique crema con hidrocortisona (1 %) o loción de calamina. 4. Administre un antihistamínico (Benadryl) como se indica en la etiqueta.

© Jones & Bartlett Learning.

Mosquito

En ocasiones, las picaduras de mosquitos producen reacciones alérgicas. Los mosquitos pueden transmitir varias enfermedades (malaria, virus del Nilo Occidental). Los mosquitos viven en arbustos y pastizales, y se acumulan en el agua estancada (estanques, piscinas, bebederos, etc.).

Qué buscar	Qué hacer
Signos de picaduras de mosquitos: • Picazón • Inflamación leve	1. Lave el área afectada con agua y jabón. 2. Aplique una compresa de hielo; coloque un paño delgado entre la piel y la compresa de hielo. 3. Aplique loción de calamina o crema con hidrocortisona (1 %) para aliviar la picazón. 4. Si una persona tiene muchas picaduras o presenta una reacción alérgica retardada, podría ser útil administrar un antihistamínico (Benadryl) cada 6 horas como se indica en la etiqueta o un medicamento con cortisona recetado por un médico.

© Jones & Bartlett Learning.

Pulga

Las pulgas son parásitos que se alimentan de la sangre de personas y animales.

Qué buscar	Qué hacer
Signos de picaduras de pulgas: • Picazón • Varias mordeduras, lo que se conoce como "desayuno, almuerzo y cena"	1. Aplique una compresa de hielo; coloque un paño delgado entre la piel y la compresa de hielo. 2. Aplique crema con hidrocortisona (1 %). 3. Administre un antihistamínico (Benadryl) como se indica en la etiqueta.

© Jones & Bartlett Learning.

Lesiones causadas por animales marinos

Antes de ayudar, tome las medidas adecuadas que se describen en las páginas 12–19.

Cuando alguien presente una lesión causada por un animal marino, llame de inmediato a los guardavidas o el numero de emergencia local si la persona no respira, tiene una hemorragia profusa o signos de una reacción alérgica grave, como dificultad para respirar, o si la cara o una parte importante del cuerpo se ve afectada.

Un tratamiento que resulta útil para tratar la picadura de una especie de medusa puede empeorar la picadura de otra especie de medusa. Esto genera confusión sobre qué tratamiento es mejor. Por ejemplo, existe controversia sobre si se debe usar vinagre para tratar las picaduras de medusa. Según un análisis de *Annals of Emergency Medicine*, en 19 artículos médicos de renombre se menciona que el vinagre aumenta el dolor o la secreción de nematocistos en la mayoría de las especies de medusas en América del Norte y, por lo tanto, no debe usarse. Si es posible, consulte con expertos locales.

Peces y focas

Si bien son noticia cuando ocurren, las mordeduras de peces y focas a seres humanos son extremadamente infrecuentes. Los animales marinos que pueden morder a los seres humanos son:

- Tiburones; (**FIGURA 6-27**)
- Barracudas; (**FIGURA 6-28**)
- Anguilas
- Focas

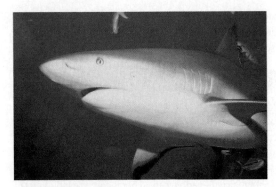

FIGURA 6-27 Tiburón.
© AbleStock.

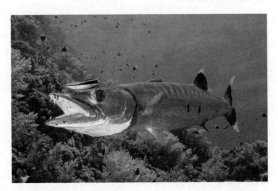

FIGURA 6-28 Barracuda.
© Istvan Kovacs/Shutterstock

Qué buscar	Qué hacer
Mordedura, desgarro o pinchazo	1. Controle la respiración.
	2. Controle la hemorragia.
	3. Lave la herida con agua y jabón.
	4. Enjuague el área con agua a presión.
	5. Trate el shock.

© Jones & Bartlett Learning.

Animales marinos con tentáculos

Algunos animales marinos tienen tentáculos y pueden picar si se entra en contacto con ellos. Estos animales son:

- Medusa; (**FIGURA 6-29**)
- Carabela portuguesa; (**FIGURA 6-30**)
- Anémona marina
- Coral de fuego

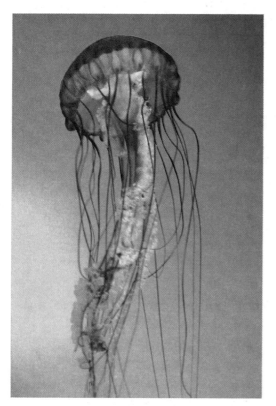

FIGURA 6-29 Medusa.
© Real Deal Photo/Shutterstock.

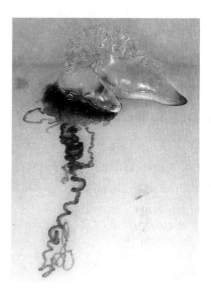

FIGURA 6-30 Carabela portuguesa.
Cortesía de NOAA

Qué buscar	Qué hacer
Signos de picadura: • Ronchas rojas elevadas • Ronchas alargadas y fibrosas • Dolor • Enrojecimiento • Inflamación	Para especies de América del Norte: 1. Salga del agua; evite tocar, frotar o intentar quitar la medusa con la mano, arena o una toalla. 2. Existe controversia sobre el uso de vinagre para tratar las picaduras de medusa; lo que funciona para tratar la picadura de una especie puede empeorar la picadura de otra. Rocíe o vierta vinagre sin diluir (ácido acético al 5 %) sobre el tentáculo adherido durante al menos 30 segundos. 3. Retire los tentáculos adheridos con rapidez y suavidad usando pinzas o con una mano enguantada. **NO** utilice una tarjeta de crédito, una hoja de afeitar o un palillo limpio. **NO** presione los tentáculos frotándolos con arena o con una toalla. 4. Para todas las picaduras de medusa en América del Norte y Hawái, sumerja el área en agua caliente sin que llegue a quemar durante 20 minutos. Se puede aplicar xilocaína (lidocaína), un medicamento de venta libre, sobre la piel afectada. 5. **NO** use los siguientes remedios: orina humana, ablandador de carne, alcohol o vendas de compresión (p. ej., vendas elásticas). 6. Controle la respiración.

Animales marinos venenosos

Algunos animales marinos son venenosos. Algunos ejemplos son:

- Serpiente marina
- Pulpo
- Caracol cónico

Qué buscar	Qué hacer
Signos de mordeduras de animales marinos venenosos: - Inflamación - Dolor de cabeza - Vómitos - Dolor - Entumecimiento	1. Controle la respiración. 2. Controle la hemorragia. 3. Aplique una venda de compresión en todo el brazo o la pierna.

© Jones & Bartlett Learning.

Otros animales marinos

Algunos otros animales marinos pueden causar lesiones con sus espinas. Algunos ejemplos son:

- Raya de aguijón; (**FIGURA 6-31**)
- Pez escorpión
- Pez piedra
- Estrella de mar
- Bagre

Qué buscar	Qué hacer
Signos de una picadura de un animal marino	1. Sumerja el área en agua caliente durante 30 a 90 minutos o hasta que el dolor desaparezca. **NO** use agua demasiado caliente; evite quemaduras. 2. Quite los restos con una pinza. 3. Lave la herida con agua y jabón. 4. Enjuague el área con agua a presión. 5. Trate la herida.

© Jones & Bartlett Learning.

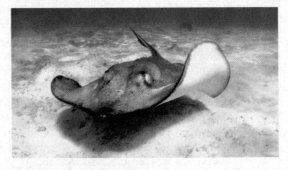

FIGURA 6-31 Raya de aguijón.
© AbleStock.

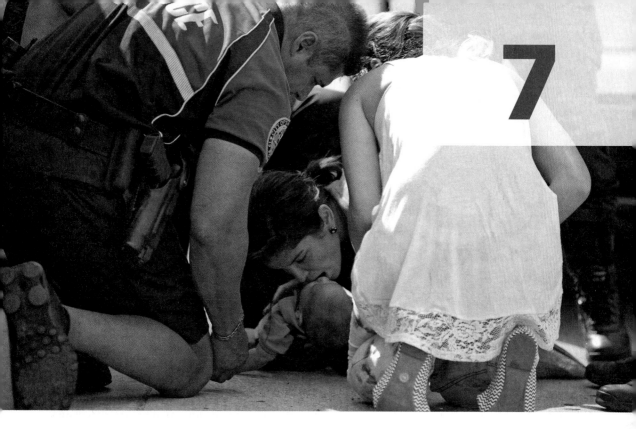

RCP y DEA

Ataque cardíaco y paro cardíaco

El significado de estos dos términos, *ataque cardíaco* y *paro cardíaco*, puede ser confuso para muchas personas.

Un ataque cardíaco se produce cuando el suministro de sangre al músculo cardíaco se reduce u obstruye repentinamente. Si la arteria obstruida no se vuelve a abrir rápidamente, la parte del corazón afectada comienza a morir. Cuanto más tiempo pase una persona sin recibir tratamiento, mayor será el daño, y podría derivar un paro cardíaco.

Un paro cardíaco se produce cuando el corazón deja de latir o cuando de repente presenta un ritmo irregular rápido (fibrilación ventricular). Es una de las principales causas de muerte.

RESUMEN DEL CAPÍTULO

❭ Ataque cardíaco y paro cardíaco

❭ Resucitación cardiopulmonar (RCP)

❭ Obstrucción de las vías respiratorias

❭ Desfibrilador externo automatizado (DEA)

❭ Repaso

La reanimación cardiopulmonar (RCP) es el conjunto de las competencias necesarias para ayudar a una persona que está sufriendo un paro cardíaco hasta que lleguen los servicios de emergencias médicas (SEM) y tomen el control de la situación. Algunos temen lastimar a la persona (p. ej., fracturarle las costillas), pero eso es muy poco probable. Además, cualquier daño que se pueda provocar es un problema menor si se trata de un corazón que ha dejado de latir.

La RCP que se practica en niños es igual a la que se aplica en adultos, aunque hay algunas diferencias importantes.

El desfibrilador externo automático (DEA) es un dispositivo electrónico que analiza el ritmo cardíaco y, si es necesario, le indica a le proveedor de primeros auxilios que aplique una descarga eléctrica, lo que se conoce como "desfibrilación", al corazón de la persona que ha sufrido un paro cardíaco.

Resucitación cardiopulmonar (RCP)

En caso de una afección potencialmente mortal (como un paro cardíaco), ¡hacer algo siempre es mejor que no hacer nada! Y esto no solo aplica para la persona afectada, sino también para usted como proveedor de primeros auxilios. Incluso si su intento resultara infructuoso, sabrá que hizo todo lo posible para salvar la vida de la persona.

RCP en adultos o niños

Cuando vea a un adulto o un niño inmóviles, examine la escena en busca de riesgos que puedan poner su vida en peligro. Si usted se lesiona, es posible que no pueda practicar RCP a la persona.

Si observa una hemorragia exanguinante en una extremidad, aplique un torniquete de inmediato o pídale a otra persona que lo haga.

Use la regla mnemónica **RAB-CAB** para recordar la secuencia de lo que debe hacer al practicar RCP a un adulto o niño. RAB-CAB, en inglés, significa:

- **R** = ¿Está consciente?
- **A** = Alertar al SEM y conseguir un DEA
- **B** = ¿Respira?
- **C** = Compresiones
- **A** = Vías respiratorias
- **B** = Respiraciones

R = ¿Está consciente?

Toque el hombro de la persona y dígale en voz alta: "¿Está bien?", para determinar si la persona está consciente o inconsciente.

Si...	Entonces...
La persona está consciente (p. ej., habla, se mueve)	- Pregúntele si puede ayudarla. - Si acepta recibir ayuda, use la regla mnemotécnica SAMPLE (sigla en inglés que significa: síntomas; alergias; medicamentos; patologías previas; la última ingesta; eventos que ocasionaron la lesión o enfermedad) para obtener información médica relevante. - Si parece estar lesionada, observe y pregunte sobre los DOTS (sigla en inglés que significa: deformidades; heridas abiertas; sensibilidad; inflamación). - Brinde atención según lo que encuentre y, si es necesario, llame el numero de emergencia local.

Si...	Entonces...
La persona está inconsciente (p. ej., no responde, no se mueve ni gime)	▪ Continúe con el siguiente paso, *A = Alertar*

A = Alertar al SEM y conseguir un DEA

Grite para pedir ayuda a alguien que esté cerca.

Si...	Entonces...
Alguien acude para ayudar	▪ Pídale que alerte al servicio de emergencias médicas llamando el numero de emergencia local o al número de emergencia local y que consiga un DEA mientras usted continúa brindando atención. ▪ Si se utiliza un teléfono móvil, colóquelo en altavoz al lado de la persona, si es posible, para escuchar las instrucciones del operador y nunca termine o colgar la llamada.
Está solo y la persona es adulta	▪ Llame el numero de emergencia local y consiga un DEA. ▪ Si no hay un teléfono disponible, deje un momento a la persona para llamar el numero de emergencia local y conseguir un DEA. Luego de realizar la llamada, regrese con la persona y continúe atendiéndola.
La persona es un menor (entre 1 año y la pubertad)	▪ Si está solo, realice 5 series de compresiones y 2 respiraciones antes de llamar el numero de emergencia local. ▪ Si alguien acude para ayudar, pídale que llame el numero de emergencia local y que consiga un DEA mientras usted continúa practicando RCP.

B = ¿Respira?

Observe a la persona desde el cuello hasta la cintura para ver si se mueve (ascenso y descenso del tórax); espere de 5 a 10 segundos.

Si...	Entonces...
La persona está inconsciente y respira con normalidad	▪ Coloque la persona de lado, en posición de recuperación, para mantener las vías respiratorias abiertas. Si sospecha que la persona tiene una lesión en el cuello o la espalda, consulte la Figura 3-1. ▪ Quédese con la persona y contrólele la respiración hasta que llegue el SEM.
La persona está inconsciente y no respira o solo jadea (puede que escuche una inhalación rápida o un quejido o ronquido)	▪ Coloque a la persona boca arriba sobre una superficie plana y firme. ▪ Continúe con el siguiente paso, *C = Compresiones*

C = Compresiones

Realice compresiones torácicas.

1. Afloje la ropa para poder ubicar correctamente las manos para hacer las compresiones y utilizar un DEA cuando esté disponible.
2. Si se trata de un adulto, coloque la palma de una mano entre el centro del tórax de la persona y la mitad inferior del esternón.
3. Coloque la otra mano sobre la primera con los dedos entrelazados. Mantenga los dedos separados del tórax de la persona y apuntando en dirección contraria a usted. **NO** cruce las manos. Si se trata de un niño, use una mano; sin embargo, según el tamaño del cuerpo del niño y del suyo, puede que necesite usar ambas manos.
4. Mantenga los brazos rectos, sin doblar los codos, y los hombros ubicados directamente sobre las manos.
5. Comprima con fuerza sobre el esternón, al menos 5 cm (2 pulgadas) en el caso de un adulto y aproximadamente un tercio de la profundidad del tórax en el caso de un niño. Utilice el peso de la parte superior de su cuerpo para comprimir el tórax. **NO** se balancee hacia adelante y hacia atrás.
6. Comprima rápido: Haga 30 compresiones (de 100 a 120 compresiones por minuto). Para mantener la frecuencia de las compresiones, siga el ritmo de la canción "Stayin' Alive" de Bee Gees, el ritmo de una aplicación de RCP para teléfonos inteligentes que haya instalado previamente y a la que pueda acceder rápido, o las instrucciones de un operador a través del altavoz de un teléfono móvil.
7. Comprima de forma fluida: **NO** golpee ni rebote sobre el tórax y **NO** se detenga al inicio o al final de una compresión.
8. Después de cada compresión, deje que el tórax retroceda por completo. **NO** se incline sobre el tórax.

A = Vías respiratorias

Abra las vías respiratorias de la persona mediante la maniobra de inclinación de la cabeza y levantamiento del mentón *únicamente* cuando *no* sospeche que la persona tiene una lesión en las vértebras cervicales. Cuando se sospecha que la persona *tiene* una lesión en las vértebras cervicales, los proveedores de primeros auxilios no deben usar dispositivos de inmovilización (p. ej., collarines cervicales):

1. Coloque la mano que tenga más próxima a la cabeza de la persona sobre la frente y aplique presión para inclinar la cabeza de la persona hacia atrás.
2. Coloque dos dedos de la otra mano debajo de la parte ósea de la mandíbula de la persona (cerca del mentón) y levántela. Evite presionar los tejidos blandos debajo de la mandíbula.
3. Inclínele la cabeza hacia atrás.

B = Respiraciones

Realice 2 respiraciones:

1. Presione la nariz de la persona para cerrarla y coloque su boca sobre la boca de la persona o sobre el dispositivo de barrera para boca creando un sello con los labios. Cuando sea posible, use un dispositivo de barrera para boca para prevenir la posible transmisión de enfermedades. Si no está dispuesto o no puede hacer respiraciones boca a boca (p. ej., la boca está muy lesionada, no se puede crear un sello con los labios, no se puede abrir la boca), administre RCP solo con compresión.

2. Realice 2 respiraciones; cada una de 1 segundo (respire normalmente después de cada respiración). **NO** sople demasiado fuerte ni por demasiado tiempo.
3. Observe si el tórax se eleva para comprobar el ingreso de las respiraciones.
4. Permita que el tórax descienda después de cada respiración.
5. Siga los pasos que se indican en tabla.

Si...	Entonces...
Ve que el tórax se eleva después de realizar 2 respiraciones	Realice series de 30 compresiones torácicas seguidas de 2 respiraciones.
La primera respiración no hace que el tórax se eleve	Vuelva a inclinar la cabeza de la persona y realice una segunda respiración.
Volver a inclinarle la cabeza y realizar la segunda respiración aún no hace que el tórax se eleve	• Es posible que un objeto esté bloqueando las vías respiratorias de la persona. • Administre RCP con una modificación: después de cada serie de 30 compresiones y antes de realizar respiraciones, abra la boca, observe si hay un objeto en la parte posterior de la garganta y, si lo ve, retírelo. **NO** use los dedos para buscar el cuerpo extraño a ciegas si la persona tiene las vías respiratorias bloqueadas.
No puede usar la boca de la persona (p. ej., la boca está muy lesionada, no se puede crear un sello con los labios, no se puede abrir la boca, la persona está en el agua)	• Practique la maniobra de inclinación de la cabeza y levantamiento del mentón. • Coloque la boca alrededor de la nariz de la persona y respire. • Como alternativa, practique RCP solo con compresión.
La persona vomita o tiene líquido en la boca	Gire a la persona hacia un lado y límpiele la boca con un dedo enguantado o una gasa. Luego, vuelva a girar a la persona para que quede boca arriba y continúe atendiéndola.

Continúe haciendo series de 30 compresiones torácicas y 2 respiraciones hasta que:

- Consiga un DEA (siga las instrucciones del fabricante para la colocación de los electrodos). Después de colocar los electrodos del DEA en el tórax expuesto, el DEA le indicará si debe continuar con la RCP.
- La persona comience a respirar.
- Otro(s) rescatista(s) (p. ej., personal de emergencias médicas, una persona capacitada) lo reemplacen para practicarle RCP a la persona.
- La escena se vuelva insegura. La persona deberá ser trasladada a un lugar próximo más seguro antes de continuar con la RCP.
- Esté solo y muy cansado físicamente para continuar.

Si hay otra persona en el lugar, podría ayudarle con las compresiones en el tórax mientras usted realiza las respiraciones, o viceversa. Si la otra persona no está capacitada en RCP, puede enseñarle cómo realizar las compresiones torácicas y las respiraciones. Cambiar de lugar después de cada 5 ciclos (aproximadamente cada 2 minutos) ayudará a evitar el cansancio. La preocupación de contraer una enfermedad por realizar respiraciones se puede resolver de la siguiente manera: (1) practicando RCP solo con compresión o (2) haciendo que ambos rescatistas usen su propio dispositivo de barrera para boca al realizar las respiraciones.

Consulte la **TÉCNICA 7-1** para conocer los pasos y las técnicas de la RCP en adultos o niños.

Técnica 7-1 RCP en adultos y niños

Nota: Cuando sea posible, use un dispositivo de barrera para boca para prevenir la transmisión de enfermedades. Utilice la regla mnemónica **RAB-CAB** para recordar qué hacer.

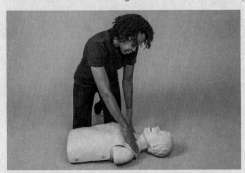

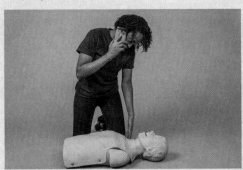

1 R = ¿Está consciente?

Toque el hombro de la persona y dígale en voz alta: "¿Está bien?"

a. Si la persona responde, haga preguntas sobre el historial SAMPLE, y busque y pregunte sobre los DOTS.

b. Si la persona no responde, continúe con el siguiente paso, *A = Alertar.*

2 A = Alertar al SEM y conseguir un DEA.

a. Grite para pedir ayuda a alguien que esté cerca.

b. Si alguien responde a su llamado, pídale que llame el numero de emergencia local y que consiga un DEA mientras usted atiende a la persona.

c. Si nadie responde a su llamado y está solo con un adulto, llame el numero de emergencia local y ponga el teléfono en altavoz para que pueda prepararse para seguir las instrucciones del operador. Si no hay un teléfono disponible, deje un momento a la persona para buscar un teléfono y conseguir un DEA.

d. Si nadie responde a su llamado y está solo con un niño, realice 5 series de 30 compresiones torácicas y 2 respiraciones antes de llamar el numero de emergencia local.

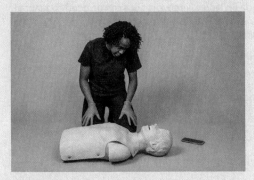

3 B = ¿Respira?

a. Coloque a la persona boca arriba sobre una superficie plana y firme.

b. Tómese de 5 a 10 segundos para observar a la persona desde el cuello hasta la cintura para ver si se mueve (ascenso y descenso del tórax).

c. Si la persona no respira o solo jadea, continúe con el siguiente paso, *C = Compresiones.*

Técnica 7-1 RCP en adultos y niños *(continúa)*

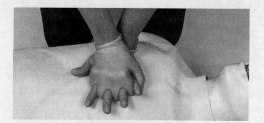

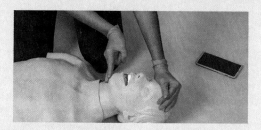

4 **C = Compresiones.**

Realice compresiones torácicas:

a. Afloje la ropa para encontrar la posición correcta de las manos para hacer las compresiones y utilizar un DEA cuando esté disponible.

b. Si se trata de un adulto:
- Coloque el talón de la mano entre el centro del tórax de la persona y la mitad inferior del esternón.
- Coloque la otra mano sobre la primera entrelazando los dedos. Mantenga los dedos separados del tórax de la persona y apuntando en dirección contraria a usted; NO cruce las manos.

c. Si se trata de un niño:
- Use una mano; sin embargo, según el tamaño del cuerpo del niño y el suyo, puede que necesite usar ambas manos.

d. Mantenga los brazos rectos, sin doblar los codos, y los hombros ubicados directamente sobre las manos.

e. Comprima con fuerza sobre el esternón, al menos 5 cm (2 pulgadas) en el caso de un adulto y aproximadamente un tercio de la profundidad del tórax en el caso de un niño. Utilice el peso de la parte superior de su cuerpo para comprimir el tórax. NO se balancee hacia adelante y hacia atrás.

f. Comprima rápido: de 100 a 120 compresiones por minuto. Podría resultarle útil seguir el ritmo de la canción "Stayin' Alive" de Bee Gees o el ritmo de una aplicación de RCP para teléfonos inteligentes que haya instalado previamente y a la que pueda acceder rápido.

g. Comprima de forma fluida: NO golpee ni rebote sobre el tórax y NO se detenga al inicio o al final de una compresión.

h. Después de cada compresión, deje que el tórax retroceda por completo. NO se incline sobre el tórax.

5 **A = Vías respiratorias.**

Abra las vías respiratorias de la persona:

a. Coloque la mano que tenga más próxima a la cabeza de la persona sobre la frente y aplique presión para inclinar la cabeza de la persona hacia atrás.

b. Coloque dos dedos de la otra mano debajo de la parte ósea de la mandíbula de la persona (cerca del mentón) y levántela. Evite presionar los tejidos blandos debajo de la mandíbula.

c. Inclínele la cabeza hacia atrás.

(continúa)

Técnica 7-1 RCP en adultos y niños *(continúa)*

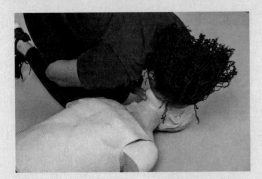

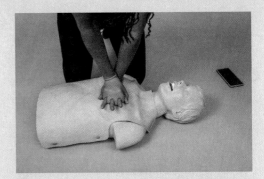

6 **B = Respiraciones.**
Realice 2 respiraciones, usando un dispositivo de barrera para boca cuando sea posible.

  a. Presione la nariz de la persona para cerrarla y coloque su boca sobre la boca de la persona o sobre el dispositivo de barrera para boca creando un sello con los labios. Si no está dispuesto o no puede proporcionar respiraciones boca a boca, realice RCP solo con compresión.

  b. Realice 2 respiraciones; cada una de 1 segundo. NO sople demasiado fuerte ni por demasiado tiempo. (Respire normalmente después de cada respiración).

  c. Observe si el tórax se eleva para comprobar el ingreso de las respiraciones.

  d. Permita que el tórax descienda después de cada respiración.

  e. Si ve que el tórax se eleva después de realizar 2 respiraciones, realice 30 compresiones torácicas.

  f. Si la primera respiración no hace que el tórax se eleve, vuelva a inclinar la cabeza de la persona y realice una segunda respiración. Si la segunda respiración aún no hace que el tórax se eleve, comience con la RCP (30 compresiones y 2 respiraciones). Cada vez, antes de realizar la primera de las 2 respiraciones, abra la boca de la persona y busque si hay un objeto; si lo ve, retírelo

7 Continúe haciendo series de 30 compresiones torácicas y 2 respiraciones hasta conseguir un DEA. Si hay otra persona en el lugar, podría ayudarle con las compresiones en el tórax mientras usted realiza respiración boca o boca, o viceversa.

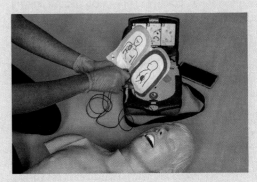

8 Cuando haya un DEA a disposición, utilícelo lo antes posible. Siga las instrucciones del fabricante para la colocación de los electrodos. (Consulte la Técnica 7-6).

RCP en bebés

Para realizar RCP a un bebé, siga los pasos que se indican en la **TÉCNICA 7-2**.

Técnica 7-2 RCP en bebés

Nota: Utilice la regla mnemónica **RAB-CAB** para recordar qué hacer.

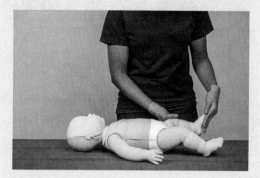

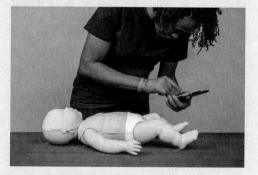

1 **R = ¿Está consciente?**

Toque la planta del pie del bebé y diga su nombre en voz alta.
- a. Si el bebé se mueve, llora o reacciona, está consciente. Continúe prestando primeros auxilios.
- b. Si el bebé no se mueve, no llora ni reacciona, está inconsciente. Continúe con el siguiente paso.

2 **A = Alertar al SEM y conseguir un DEA.**
- a. Grite para pedir ayuda a alguien que esté cerca.
- b. Si alguien responde a su llamado, pídale que llame el numero de emergencia local, que coloque el teléfono en alta voz y que consiga un DEA mientras usted realiza RCP. Si no hay un teléfono disponible, pídale a la persona que busque uno para llamar el numero de emergencia local y conseguir un DEA mientras comienza con la RCP.
- c. Si está solo, llame el numero de emergencia local, coloque el teléfono en altavoz y realice RCP (30 compresiones en el tórax y 2 respiraciones en 5 ciclos), y luego consiga un DEA. Si está solo y no tiene un teléfono, realice 5 ciclos de RCP y consiga un DEA.

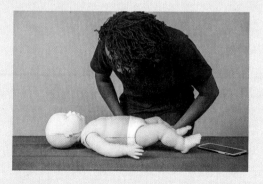

3 **B = ¿Respira?**

Tómese de 5 a 10 segundos para verificar si respira o solo jadea observando el movimiento de la cara y el tórax del bebé. Si el bebé no respira o solo jadea, continúe con el siguiente paso, C = *Compresiones*.

(continúa)

Técnica 7-2 RCP en bebés   *(continúa)*

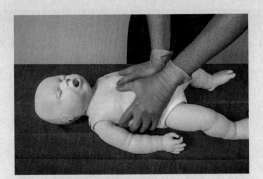
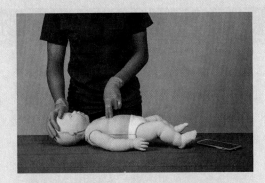

4 **C = Compresiones.**
Coloque al bebé boca arriba sobre una superficie plana y firme. Si es posible, use una superficie elevada (p. ej., una mesa, un mueble). Los proveedores de primeros auxilios que actúen solos pueden utilizar la técnica de los dos pulgares o la técnica de dos dedos. Si el proveedor de primeros auxilios no puede rodear el tórax del bebé, puede utilizar la técnica de dos dedos.

4a. *Técnica de los dos pulgares (foto de la izquierda):*
  a. Coloque ambos pulgares en el tercio inferior del esternón, de modo que ambos toquen la línea imaginaria de los pezones y los dedos rodeen la espalda y el tórax del bebé.
  b. Realice 30 compresiones torácicas:
    • Comprima con fuerza: aproximadamente 4 cm (1,5 pulgadas) hacia abajo.
    • Comprima rápido: al ritmo de la canción "Stayin' Alive" de Bee Gees.
    • Al final de cada compresión, deje que el tórax del bebé regrese a su posición normal.

4b. *Técnica de dos dedos (foto de la derecha):*
  a. Coloque las yemas de dos dedos sobre el esternón del bebé, de modo que uno toque el esternón y ambos queden por debajo de la línea imaginaria de los pezones.
  b. Realice 30 compresiones torácicas:
    • Comprima con fuerza: aproximadamente 4 cm (1,5 pulgadas) hacia abajo (al menos un tercio del diámetro del tórax). Si no puede alcanzar la profundidad adecuada, use el talón de una mano en lugar de dos dedos.
    • Comprima rápido: al ritmo de la canción "Stayin' Alive" de Bee Gees.
    • Al final de cada compresión, deje que el tórax del bebé regrese a su posición normal.

Técnica 7-2 RCP en bebés

(continúa)

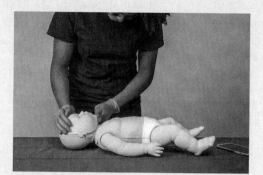 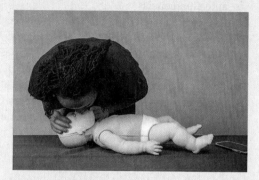

5 **A = Vías respiratorias.**
Abra las vías respiratorias del bebé con la maniobra de inclinación de la cabeza y levantamiento del mentón. NO incline la cabeza demasiado hacia atrás (debe ser menos que para un adulto o un niño).

6 **B = Respiraciones.**
a. Cubra la boca del bebé con un dispositivo de barrera para boca si es posible. Si no es posible, cubra la boca y la nariz del bebé con su boca creando un sello con los labios. Si no obtiene resultados, intente hacer respiraciones boca a boca o de boca a nariz.
b. Realice 2 respiraciones, cada una de 1 segundo, para hacer que se eleve el tórax del bebé.
c. Respire entre cada respiración.
d. Continúe con el RCP hasta que ocurra una de las siguientes situaciones:
   • El bebé comienza a respirar.
   • Llega el SEM para tomar el control de la situación.
   • Está muy cansado físicamente y no puede continuar.
e. Si hay otra persona presente, túrnense aproximadamente cada 5 series de RCP (2 minutos).

RCP solo con compresión

RCP solo con compresión, o RCP solo con las manos, es el RCP que se practica sin respiraciones. Su objetivo es contar con la participación de las personas presentes cuando se necesita practicar RCP a una persona que está sufriendo un paro cardíaco. La RCP solo con compresión es fácil de enseñar, recordar y realizar en comparación con la RCP convencional. Puede aplicarse en adultos o niños, pero no en bebés. (Es importante tener en cuenta que las respiraciones son una parte importante de la RCP en bebés. La RCP solo con compresión en bebés *no* es tan eficaz como la RCP con respiraciones. La RCP solo con compresión incluso puede ser perjudicial para los bebés. Por lo tanto, la RCP solo con compresión solamente debe usarse en adultos y niños).

Si una persona ve que otra se desploma y no respira, pero no puede o no quiere tener contacto boca a boca o no puede realizar RCP, puede hacer lo siguiente:

1. Pedirle a otra persona que llame el numero de emergencia local o a un número de respuesta ante emergencias.
2. Colocar a la persona boca arriba sobre una superficie plana y firme.
3. Presionar el centro del tórax fuerte y rápido (más rápido que 1 vez por segundo) siguiendo el ritmo de la canción "Stayin' Alive" de Bee Gees, el ritmo de una aplicación de RCP para teléfonos inteligentes que haya instalado previamente y a la que pueda acceder rápido, o las instrucciones de un operador a través del altavoz de un teléfono móvil.
4. Continuar con las compresiones torácicas sin detenerse hasta que llegue la ayuda o durante el mayor tiempo posible. Si hay otra persona presente, turnarse aproximadamente cada 2 minutos.

COVID-19 y paro cardíaco

La COVID-19 es una enfermedad causada por un virus que puede transmitirse de persona a persona. Una persona puede infectarse con gotículas respiratorias cuando una persona infectada tose, estornuda o habla. También se puede transmitir si una persona toca una superficie o un objeto que tiene el virus y luego se toca la boca, la nariz, los ojos o la cara. Todas las personas corren el riesgo de contraer COVID-19. Además de la pandemia de COVID-19, siempre seguirán existiendo otras epidemias y pandemias relacionadas con las vías respiratorias.

Esto plantea un dilema para los proveedores de primeros auxilios a quienes les preocupa comprometer su propia salud y quizás su vida, pero que quieren practicar RCP para intentar salvar la vida de una víctima de COVID-19 que sufre un paro cardíaco. Si una persona que se sabe que está infectada con el virus COVID-19 sufre un paro cardíaco, el proveedor puede practicar RCP solo con compresión como se describe más arriba, usando una mascarilla para cubrirse la nariz y la boca y cubriendo la nariz y la boca de la persona con un paño o una mascarilla facial.

Errores al realizar RCP

Los errores que se cometen al realizar RCP por lo general se pueden clasificar en una de las dos siguientes categorías:

1. Errores al realizar respiración boca a boca:
   - No asegurarse de inclinar la cabeza y elevar el mentón de manera adecuada (las vías respiratorias estarán cerradas)
   - No apretar la nariz en el caso de un niño o un adulto para cerrarla o no cubrir la boca y la nariz en el caso de un bebé
   - No realizar respiraciones lentas (de 1 segundo cada una)
   - Realizar respiraciones demasiado rápidas o con demasiada fuerza
   - No observar si el tórax de la persona asciende y desciende
   - No crear un sello alrededor de la boca o el dispositivo de barrera
2. Errores al realizar compresiones torácicas:
   - Girar las rodillas en lugar de las caderas (p. ej., hacer un movimiento de balanceo)
   - Comprimir en el lugar incorrecto (p. ej., demasiado arriba o demasiado abajo en el tórax)

- Flexionar los codos (los brazos deben permanecer rectos, sin doblar los codos)
- No colocar los hombros por encima del esternón (los brazos deben quedar en posición vertical)
- Tocar el tórax con los dedos
- Realizar compresiones rápidas y punzantes
- No permitir que el tórax retroceda por completo (p. ej., al apoyarse en el tórax)
- No mantener la mano en contacto con el tórax de la persona entre cada compresión (algunos instructores enseñan a levantar las manos del tórax; esto permite que el tórax retroceda, aunque podría provocar compresiones punzantes)

Obstrucción de las vías respiratorias

Las personas pueden asfixiarse con todo tipo de objetos. Los alimentos como los dulces, los cacahuetes y las uvas son los principales causantes debido a su forma y consistencia. Las muertes por asfixia no provocadas por alimentos a menudo son causadas por globos, pelotas, canicas, monedas o juguetes inhalados por niños y bebés.

Cómo reconocer una obstrucción de las vías respiratorias

Un objeto alojado en las vías respiratorias puede causar una obstrucción leve o grave de las vías respiratorias. En el caso de una obstrucción leve de las vías respiratorias, existe un buen intercambio de aire y la persona puede toser con fuerza para intentar eliminar la obstrucción. Indíquele a la persona que tosa.

En el caso de una obstrucción grave de las vías respiratorias, el intercambio de aire será insuficiente. Estos son los signos y síntomas de una obstrucción grave de las vías respiratorias:

- Mayor dificultad para respirar
- Tos débil e ineficaz
- Imposibilidad de hablar o respirar
- La piel, el lecho de las uñas, el interior de la boca o los labios adquieren una tonalidad azul o gris

La persona que se está asfixiando también puede parecer asustada y desesperada, y es posible que se tome de la garganta para comunicar que se está ahogando. Este movimiento se conoce como la "señal universal de angustia por causa de asfixia".

Atención en caso de obstrucción de las vías respiratorias
Obstrucción de las vías respiratorias en adultos y niños

La Asociación Americana del Corazón (AHA, por sus siglas en inglés) recomienda realizar compresiones abdominales para expulsar una obstrucción de las vías respiratorias (asfixia) en un adulto o niño mayor de 1 año que esté consciente. El Comité de Unificación Internacional en Resucitación (ILCOR, por sus siglas en inglés) recomienda utilizar una combinación de palmadas en la espalda y compresiones abdominales (5 palmadas en la espalda entre las escapulas seguidas de 5 compresiones abdominales, lo que se conoce como la técnica "5 y 5") para el tratamiento de una obstrucción de las vías respiratorias.

Si...	Entonces...
La persona está consciente y presenta signos de obstrucción (asfixia) leve de las vías respiratorias: ■ Buen intercambio de aire ■ Puede toser con fuerza para intentar eliminar la obstrucción	■ Indíquele a la persona que siga tosiendo, pero no haga nada más. El tratamiento agresivo (p. ej., palmadas en la espalda, compresiones abdominales, compresiones torácicas) puede causar complicaciones y empeorar la obstrucción de las vías respiratorias. ■ Controle a la persona hasta que mejore, ya que en cualquier momento se podría producir una obstrucción grave de las vías respiratorias.
La persona está consciente y presenta signos de obstrucción (asfixia) grave de las vías respiratorias: ■ Dificultad para respirar ■ Imposibilidad de toser con fuerza ■ Imposibilidad de tragar ■ La piel, el lecho de las uñas o los labios adquieren una tonalidad azul o gris ■ Parece estar asustada y desesperada ■ Se señala la boca o se toma de la garganta (**FIGURA 7-1**) *Nota*: Es importante distinguir entre: asfixia y desmayo, ataque cardíaco, convulsiones, anafilaxia y otras afecciones que pueden causar dificultad respiratoria repentina o pérdida del conocimiento.	1. **NO** le pregunte si está bien. En su lugar, pregúntele si se está ahogando y si puede ayudarla. Si responde que sí, dígale que la va a ayudar. 2. Pídale a alguien que llame el numero de emergencia local. 3. Párese a un lado y apenas por detrás de la persona que se está ahogando. 4. Sostenga a la persona colocando una mano en la parte superior del tórax o sobre el ombligo y haga que la persona doble la cintura en un ángulo de 90 grados (la parte superior del cuerpo debe quedar paralela al piso). NO mantenga a la persona en posición vertical o erguida. Si no está inclinada hacia adelante cuando expulsa el objeto al palmearle la espalda, el objeto puede quedar atorado a mayor profundidad en las vías respiratorias. 5. Dele 5 palmadas fuertes en la espalda con la mano libre (la otra sostiene a la persona). Apunte al área entre los omóplatos. (**TÉCNICA 7-3**). **NO** le dé palmadas suaves en la espalda; dé palmadas fuertes (p. ej., como al clavar o golpear un clavo en una tabla gruesa con un martillo). 6. Verifique con cada palmada en la espalda si se ha eliminado la obstrucción. El objetivo es expulsar el objeto con una palmada, no necesariamente dar 5 palmadas en la espalda.
Las 5 palmadas en la espalda no logran eliminar la obstrucción de las vías respiratorias	1. Párese detrás de la persona, o arrodíllese por detrás si se trata de un niño. Si la persona es mucho más alta que usted, haga que se arrodille o se siente. 2. Coloque un pie delante del otro; esto le proporcionará estabilidad al realizar las compresiones y, si la persona pierde el conocimiento y cae, puede deslizarse por su pierna hasta caer en el suelo. 3. Rodee la cintura de la persona con los brazos. Localice el ombligo de la persona con dos dedos (las personas diestras suelen utilizar la mano izquierda). Si no puede rodear la cintura de la persona con los brazos (p. ej., es una mujer embarazada o una persona muy grande y usted es más bajo), realice compresiones en el tórax. Consulte a continuación las instrucciones para realizar compresiones en el tórax. 4. Cierre el puño de la otra mano (las personas diestras suelen cerrar el puño de la mano derecha en este paso). Coloque el lado del pulgar del puño justo encima del ombligo y debajo de la punta del esternón de la persona. Tome el puño con la otra mano. 5. Realice 5 compresiones abdominales (**TÉCNICA 7-4**) empujando rápidamente el puño hacia adentro y hacia arriba del abdomen de la persona. Cada compresión debe ser un intento distinto y separado para expulsar el objeto, no necesariamente tienen que hacerse las 5 compresiones abdominales.

Si...	Entonces...
La obstrucción no se elimina y sigue en el mismo lugar	Repita alternando entre palmadas en la espalda y compresiones abdominales hasta que: • la persona pueda toser con fuerza, respirar o hablar; o • la persona quede inconsciente; o • el SEM o alguien más capacitado tome el control de la situación.
La persona queda inconsciente o es encontrada en estado de inconsciencia	• Sujete a la persona mientras la baja con cuidado hasta el piso. • Si el SEM no ha llegado o no los han llamado, llámelos de inmediato. • Inicie el RCP comenzando con compresiones torácicas.
Se observa material sólido o un objeto en las vías respiratorias	Retire el material sólido u objeto solo si puede verlo. **NO** use los dedos para buscar a ciegas.
La persona está embarazada, es muy grande o usted es más bajo	Realice compresiones torácicas (**FIGURA 7-2**): 1. Colóquese detrás de la persona. 2. Coloque los brazos debajo de las axilas de la persona y las manos en la mitad inferior del esternón. 3. Comprima sus manos directamente hacia el tórax.
El objeto ha sido expulsado y la persona tiene tos persistente o siente que tiene algo atorado en la garganta	Busque atención médica profesional para tratar posibles lesiones.

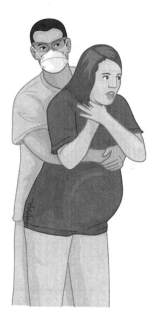

FIGURA 7-2 Las compresiones torácicas son similares a las compresiones torácicas de la RCP, pero son más precisas y se realizan a un ritmo más lento. Las manos se colocan en la mitad inferior del esternón.
© Jones & Bartlett Learning.

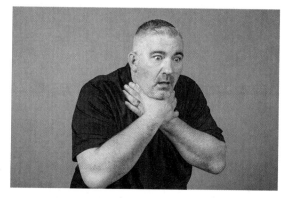

FIGURA 7-1 Señal universal de asfixia.
© Jones & Bartlett Learning.

Técnica 7-3 Asfixia en adultos o niños: Palmadas en la espalda

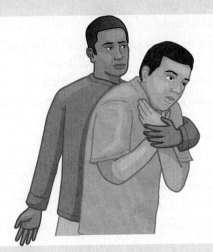

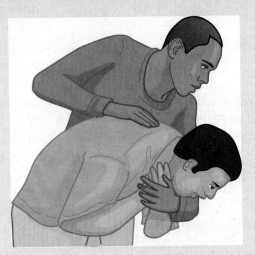

1 Colóquese de pie detrás de la persona y ligeramente a un lado. Llegue al tórax de la persona pasando un brazo sobre el brazo de la persona o por debajo de su axila. Coloque la palma de esa mano sobre la parte superior del tórax o el hombro de la persona. Deje la otra mano libre.

2 Haga que la persona doble la cintura en un ángulo de 90 grados (la parte superior del cuerpo debe quedar paralela al piso). **NO** mantenga a la persona en posición vertical o erguida. Si no está inclinada hacia adelante cuando expulsa el objeto al palmearle la espalda, el objeto puede quedar atorado a mayor profundidad en las vías respiratorias.

3 Con las yemas de los dedos hacia arriba, use la palma de la mano para dar una palmada firme entre los omóplatos de la persona.

4 Si el objeto no es expulsado luego de 5 palmadas en la espalda, realice hasta 5 compresiones abdominales. (Consulte la Técnica 7-4)

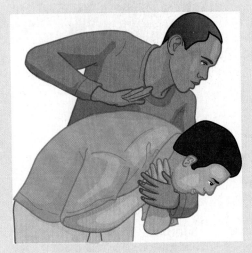

Técnica 7-4 Asfixia en adultos o niños: Compresiones abdominales

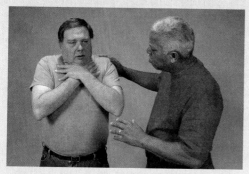

1 Si el objeto no es expulsado luego de dar 5 palmadas en la espalda o la persona no puede hablar (consulte la Técnica 7-3), realice hasta 5 compresiones abdominales. Haga esto siguiendo los pasos restantes.

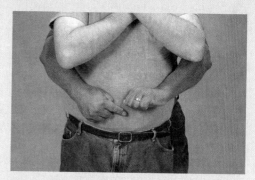

2 Párese detrás en el caso de un adulto, o párese o arrodíllese por detrás en el caso de un niño. Rodee la cintura de la persona con los brazos. Localice el ombligo de la persona con dos dedos (las personas diestras suelen utilizar la mano izquierda).

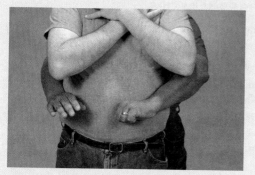

3 Cierre el puño de la otra mano (las personas diestras suelen usar la mano derecha) y coloque el lado del pulgar de esa mano justo encima del ombligo y debajo de la punta del esternón de la persona.

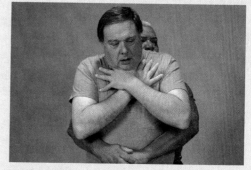

4 Tome el puño con la otra mano. Comprima el puño en el abdomen de la persona con un rápido movimiento hacia arriba. Cada compresión debe ser un intento distinto y separado para expulsar el objeto. Después de cada compresión, verifique rápidamente si la compresión abdominal permitió eliminar el objeto. El objetivo es expulsar el objeto con una compresión, no necesariamente realizar 5 compresiones abdominales antes de verificar.

(continúa)

Técnica 7-4 Asfixia en adultos o niños: Compresiones abdominales
(continúa)

5 Si el objeto no es expulsado luego de realizar 5 compresiones abdominales, vuelva a dar hasta 5 palmadas en la espalda. Repita haciendo una combinación de 5 palmadas en la espalda y 5 compresiones abdominales hasta que ocurra una de las siguientes situaciones:

- El objeto es expulsado y la persona comienza a respirar.
- El SEM o una persona más capacitada toma el control de la situación.
- Llega otra persona y esto permite que se turnen para aplicar las palmadas y compresiones abdominales.
- La persona queda inconsciente y cae al suelo.

6 Si la persona queda inconsciente o es encontrada en estado de inconsciencia, mire si tiene un objeto en la boca. Si lo ve, retire el objeto y luego realice reanimación cardiopulmonar (RCP) de la siguiente manera:

a. Realice 30 compresiones torácicas.
b. Realice 2 respiraciones. Si la primera respiración no hace que el tórax se eleve, vuelva a inclinar la cabeza de la persona y realice una segunda respiración.
c. Continúe haciendo series de 30 compresiones torácicas y 2 respiraciones. Cada vez, antes de realizar la primera de las 2 respiraciones, mire si la persona tiene un objeto en la boca; si lo ve, retírelo.

© Jones & Bartlett Learning.

Obstrucción de las vías respiratorias en bebés

Si el bebé está consciente y tiene una obstrucción en las vías respiratorias, dele palmadas en la espalda y compresiones torácicas en lugar de compresiones abdominales para eliminar la obstrucción:

1. Sostenga la cabeza y el cuello del bebé y acueste al bebé boca abajo sobre su antebrazo; luego, baje el brazo sosteniendo al bebé sobre el muslo.
2. Dele 5 palmadas en la espalda entre los omóplatos con la palma de la mano.
3. Mientras sostiene la parte posterior de la cabeza del bebé, gírelo boca arriba sobre el otro muslo y realice 5 compresiones torácicas con 2 dedos en el esternón en el mismo lugar en que se realiza la RCP. Deben ser compresiones distintas y separadas; no son como las compresiones rápidas de la RCP.
4. Repita estos pasos hasta que el bebé expulse el objeto o quede inconsciente.

Para el caso de un bebé con una obstrucción de las vías respiratorias, siga los pasos en la **TÉCNICA 7-5**.

Técnica 7-5 Asfixia en bebés

Nota: El bebé no está respirando si no puede llorar o emitir un sonido.

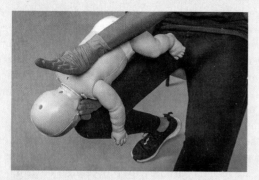

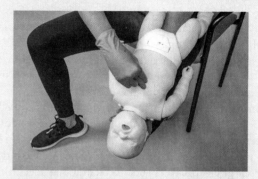

1 Dele hasta 5 palmadas en la espalda, distintas y separadas.
   a. Sostenga la cabeza del bebé con una mano.
   b. Coloque al bebé boca abajo sobre su antebrazo, de modo que la cabeza quede más baja que el tórax.
   c. Apoye el antebrazo y el bebé sobre su muslo. (Si sostiene al bebé con la mano y el antebrazo derechos, sujételos sobre el muslo derecho; si usa la mano y el brazo izquierdos, sujételos sobre el muslo izquierdo).
   d. Dele 5 palmadas en la espalda entre los omóplatos con la palma de la otra mano.
   e. Si el bebé no expulsa el objeto, colóquelo boca arriba mientras le sostiene la cabeza.

2 Realice hasta 5 compresiones torácicas.
   a. Sostenga la cabeza del bebé con una mano.
   b. Coloque al bebé boca abajo sobre su antebrazo, incline su brazo hacia abajo de modo que la cabeza del bebé quede más baja que el tórax.
   c. Apoye el antebrazo y el bebé sobre su muslo.
   d. Coloque dos dedos de la otra mano en el mismo lugar en que se realizan las compresiones de RCP.
   e. Realice las compresiones con 1 segundo de diferencia; es decir, no tan rápido como las compresiones de RCP.

3 Continúe alternando entre 5 palmadas en la espalda y 5 compresiones torácicas sin interrupciones hasta que el bebé deje de responder o pueda respirar, toser o llorar, o hasta que el SEM o una persona capacitada tome el control de la situación.

4 Si el bebé queda inconsciente o es encontrado en estado de inconsciencia:
   a. Realice 30 compresiones torácicas.
   b. Observe si el bebé tiene un objeto en la boca; si lo ve, retírelo.
   c. Realice 2 respiraciones.

Desfibrilación externa automatizada (DEA)

En más del 70 por ciento de todos los paros cardíacos fuera de un hospital se observa un ritmo o latido eléctrico irregular que se denomina "fibrilación ventricular" (FV). En esta afección, los ventrículos del corazón (las dos cámaras inferiores del corazón) tiemblan o se contraen y no producen latidos cardíacos efectivos. En otras palabras, el corazón no bombea, por lo que es una forma de paro cardíaco.

El desfibrilador externo automático (DEA) analiza el ritmo cardíaco para determinar si se requiere aplicar una descarga eléctrica, o desfibrilación. Si es necesario, el DEA le indicará a le proveedor de primeros auxilios que aplique una descarga en el corazón de la persona que está sufriendo un paro cardíaco. El propósito de esta descarga es corregir una alteración eléctrica anormal y restablecer el ritmo cardíaco, lo que dará como resultado una función eléctrica y de bombeo normal. El uso de un DEA tan pronto como sea posible aumenta las posibilidades de que la persona sobreviva.

El DEA está conectado a un cable que tiene dos electrodos adhesivos que se colocan en el tórax de la persona. El sistema de electrodos y el cable envían la señal eléctrica desde el corazón al dispositivo para el análisis del ritmo cardíaco, y el dispositivo le indica a le proveedor de primeros auxilios que aplique la descarga eléctrica a la persona cuando sea necesario. Este sistema permite a los proveedores de primeros auxilios y otros proveedores de primeros auxilios realizar una desfibrilación de manera oportuna con base en una mínima formación.

Elementos comunes de los DEA

Existen muchos modelos diferentes de DEA. Los principios de uso son los mismos para todos, pero las pantallas, los controles y las opciones varían levemente. No deje que eso lo intimide, ya que la mayoría ofrece indicaciones de voz o pantallas visuales para guiar al usuario.

Cómo usar un DEA

Una vez que haya determinado que se requiere el uso del DEA (la persona está inconsciente y no respira), el funcionamiento básico de todos los modelos de DEA sigue la secuencia de la **TÉCNICA 7-6**.

Técnica 7-6 Cómo usar un DEA

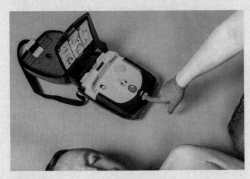

1 Encienda el DEA.

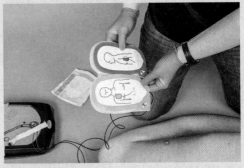

2 Coloque los electrodos sobre el tórax seco y desnudo de la persona (como se indica en los electrodos). Si es necesario, conecte los cables al DEA.

Técnica 7-6 Cómo usar un DEA

(continúa)

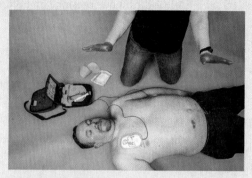

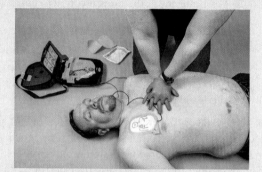

3 Manténgase alejado de la persona. Asegúrese de que ni usted ni nadie esté tocando a la persona. Diga: "¡Atrás!"

4 Permita que el DEA analice el corazón. El DEA indicará una de dos acciones:
  a. Mantenerse alejado y presionar el botón de descarga si se indica aplicar una descarga.
  b. No administrar descargas, sino RCP, comenzando con compresiones torácicas con los electrodos en su lugar.

5 Después de cualquiera de las dos acciones, realice 5 series de RCP (aproximadamente 2 minutos) a menos que la persona se mueva, comience a respirar o se despierte. Incluso si la persona se despierta, deje los electrodos del DEA puestos hasta que llegue el SEM.

6 Repita los pasos 3 y 4 hasta que la persona se mueva o comience a respirar, o hasta que el SEM tome el control de la situación.

© Jones & Bartlett Learning.

1. Algunos DEA se encienden presionando un botón de encendido/apagado. Otros se encienden al abrir la tapa de la caja del DEA. Una vez que se enciende, el DEA hará algunas verificaciones internas rápidas y luego comenzará a proporcionar indicaciones de voz o en pantalla.
2. Exponga el tórax de la persona. La piel debe estar bastante seca para que los electrodos se adhieran y conduzcan la electricidad correctamente. Si es necesario, seque la piel con una toalla. Debido a que el exceso de vello en el tórax también puede afectar la adherencia y la conducción eléctrica, es posible que deba afeitar rápidamente la zona donde se colocarán los electrodos.
3. Retire el protector de los electrodos y aplíquelos con firmeza sobre el tórax desnudo de la persona de acuerdo con el diagrama de los electrodos. Un electrodo se coloca a la derecha del esternón, justo debajo de la clavícula y por encima del pezón derecho. El segundo electrodo se coloca del lado izquierdo del tórax, a la izquierda del pezón y por encima del borde de la costilla inferior.

4. Asegúrese de que el cable esté conectado al DEA y manténgase alejado mientras el dispositivo analiza la actividad eléctrica del corazón. Nadie debe estar tocando a la persona en este momento, ni más tarde, si se indica aplicar una descarga.

5. Verifique que nadie esté en contacto con la persona. El DEA le indicará que presione un botón para aplicar la descarga. Comience con la RCP inmediatamente después de la descarga y siga las indicaciones, que incluirán volver a analizar el ritmo cardíaco (aproximadamente cada 5 series de RCP [aproximadamente 2 minutos]). Si la descarga funciona, la persona comenzará a moverse. Evalúe la respiración y coloque a la persona en posición de recuperación para mantener abiertas las vías respiratorias. Continúe atendiéndola hasta que llegue el SEM y tome el control de la situación.

NO use el DEA en el agua. Debido a que el agua es un conductor de la electricidad, la corriente eléctrica puede pasar a través de la piel de la persona en lugar de pasar por los electrodos hasta el corazón de la persona. Si la persona está en el agua, sáquela del agua y séquele el tórax rápidamente de la mejor manera posible antes de colocarle los electrodos del DEA.

Consideraciones especiales sobre los DEA

Qué buscar	Qué hacer
Persona con la piel mojada en aguas poco profundas o en la nieve	▪ Saque a la persona del agua o de la nieve. ▪ Seque el tórax antes de colocar los electrodos.
Vello en el tórax	Elimine el vello si impide que los electrodos se adhieran a la piel. Hágalo de una de las siguientes maneras: ▪ Afeite la zona donde se colocarán los electrodos. El estuche del DEA debería incluir una maquinilla; o ▪ Aplique cinta adhesiva (p. ej., cinta multiuso, de enmascarar o para vendas) con firmeza sobre el vello y tire de la cinta. Puede que deba repetir este paso varias veces. **NO** use los electrodos del DEA para quitar el vello.
Parches de medicación (p. ej., nitroglicerina, nicotina, analgésicos)	▪ Quite el parche con guantes, o con un paño o toalla de papel. ▪ **NO** coloque los electrodos de un DEA sobre un parche de medicación.
Dispositivos implantados (marcapasos o desfibrilador)	Mueva el electrodo al menos a 5 cm (2 pulgadas) del dispositivo. **NO** coloque los electrodos de un DEA sobre un dispositivo implantado.
Niños o bebés	El procedimiento es el mismo que para un adulto. Algunos DEA pueden incluir electrodos para uso pediátrico. Si los electrodos pueden tocarse entre sí, coloque un electrodo en el centro del tórax y el otro electrodo en la espalda, entre los omóplatos. Deben estar separados por al menos dos dedos de ancho (2,5 cm [1 pulgada]). Si no dispone de un equipo pediátrico, utilice el equipo para adultos.

Repaso

Usando la TABLE 7-1, repase los procedimientos de la RCP y el uso del DEA utilizando el procedimiento **RAB-CAB**.

TABLE 7-1 Repaso rápido de los procedimientos de RCP y uso del DEA utilizando el procedimiento RAB-CAB

Pasos/Acción	Adultos (desde la pubertad en adelante)	Niños (desde 1 año hasta la pubertad)	Bebés (menores de 1 año)
R = ¿Está consciente?			
Técnica	Tocarle el hombro y decirle en voz alta: "¿Está bien?" Una persona o un niño que esté consciente responderá, se moverá o gemirá.		Tocarle la planta del pie y decir su nombre en voz alta. Un bebé consciente llorará o se moverá.
A = Alertar al SEM y conseguir un DEA. (Grite para pedir ayuda a alguien que esté cerca y llame el numero de emergencia local o al número de respuesta ante emergencias. Puede o no haber un DEA a disposición).			
¿Cuándo?	■ Si está solo, llame el numero de emergencia local y consiga un DEA. Cuando regrese, use el DEA. ■ Si hay otra persona con usted, pídale que llame y que consiga un DEA mientras usted comienza con la RCP de inmediato.	■ Si está solo, antes de llamar el numero de emergencia local, realice 5 series de 30 compresiones torácicas y 2 respiraciones (RCP). ■ Después de realizar 5 series de RCP, llame el numero de emergencia local y consiga un DEA. ■ Cuando regrese, use el DEA en el niño lo antes posible.	
¿A quién se debe llamar?	Llame el numero de emergencia local o al número de respuesta ante emergencias.		
B = ¿Respira? Compruebe si no respira o solo jadea.			
■ Coloque a la persona boca arriba sobre una superficie plana y firme. ■ Verifique si la persona respira (se mueve) observándola desde el cuello hasta la cintura. Tómese unos 5 segundos; 10 segundos como máximo.	Si la persona no respira o solo jadea ocasionalmente (puede escuchar una inhalación rápida o un quejido o ronquido), se requiere RCP. Si la persona respira pero no responde, no se requiere RCP; coloque a la persona en posición de recuperación para mantener abiertas las vías respiratorias y controle la respiración.		
C = Compresiones torácicas			
¿Dónde se debe colocar a la persona?	Superficie firme y plana (p. ej., piso, suelo, acera)		Se puede colocar sobre una mesa o un mueble

(continúa)

TABLE 7-1 Repaso rápido de los procedimientos de RCP y uso del DEA utilizando el procedimiento RAB-CAB *(continúa)*

Pasos/Acción	Adultos (desde la pubertad en adelante)	Niños (desde 1 año hasta la pubertad)	Bebés (menores de 1 año)
¿Dónde se deben colocar las manos?	Centro del tórax y mitad inferior del esternón		■ Técnica de los dos pulgares: Ambos pulgares en el tercio inferior del esternón, de modo que ambos toquen la línea imaginaria de los pezones y los dedos rodeen la espalda y el tórax del bebé ■ Técnica de dos dedos: Las yemas de dos dedos en el centro del tórax sobre el esternón del bebé, de modo que un dedo toque el esternón y ambos queden por debajo de la línea imaginaria de los pezones
	Dos manos: ■ Talón de una mano sobre el esternón; la otra mano en la parte superior ■ Dedos de ambas manos entrelazados ■ Brazos rectos con los hombros directamente sobre las manos	Una mano en el caso de niños muy pequeños: Talón de una mano solamente Dos manos: ■ Mismo procedimiento que para un adulto. ■ Brazos rectos con los hombros directamente sobre las manos	
Profundidad	Al menos 5 cm (2 pulgadas), pero no más de 6 cm (2,4 pulgadas)	Aproximadamente 5 cm (2 pulgadas) o un tercio de profundidad de la parte superior (tórax)	Aproximadamente 4 cm (1,5 pulgadas) o un tercio de profundidad de la parte superior (tórax)
	Después de cada compresión, deje que el tórax retroceda por completo. **NO** se incline sobre el tórax de un adulto o niño.		
Frecuencia	de 100 a 120 compresiones por minuto (Siga el ritmo de la canción "Stayin' Alive" de Bee Gees, el ritmo de una aplicación de RCP para teléfonos inteligentes que haya instalado previamente y a la que pueda acceder rápido, o las instrucciones de un operador a través del altavoz de un teléfono móvil).		
Relación entre compresiones torácicas y respiraciones	30:2		
A = Vías respiratorias abiertas			
Técnica	Maniobra de inclinación de la cabeza y levantamiento del mentón		

Pasos/Acción	Adultos (desde la pubertad en adelante)	Niños (desde 1 año hasta la pubertad)	Bebés (menores de 1 año)
B = Respiraciones			
Técnica	■ Cuando sea posible, use un dispositivo de barrera para boca. Si no es posible, apriete la nariz para cerrarla y cubra la boca con su boca creando un sello con los labios. Use una mascarilla para RCP o un protector facial, si es posible. ■ Realice la maniobra de inclinación de la cabeza y levantamiento del mentón. ■ Realice 2 respiraciones: • Cada respiración debe durar 1 segundo. • Sople lo suficientemente fuerte para que el tórax se eleve. Si la primera respiración no hace que el tórax se eleve, vuelva a inclinar la cabeza y realice una segunda respiración. Si la segunda respiración no hace que el tórax se eleve, comience con la RCP (30 compresiones y 2 respiraciones). Cada vez, antes de realizar una respiración, abra la boca de la persona y busque si hay un objeto; si lo ve, retírelo.		Realice la maniobra de inclinación de la cabeza y levantamiento del mentón (no incline la cabeza demasiado hacia atrás). ■ Cubra la boca y la nariz del bebé con su boca creando un sello con los labios. Si no obtiene resultados, intente hacer respiraciones boca a boca o de boca a nariz. ■ Realice 2 respiraciones: • Cada respiración debe durar 1 segundo. • Sople lo suficientemente fuerte para que el tórax se eleve.

Continúe haciendo RCP hasta que:

1. La persona comience a respirar.
2. Otro(s) proveedores de primeros auxilios (p. ej., una persona capacitada o personal del SEM) tome(n) el control de la situación.
3. Llegue un DEA y se utilice.
4. Esté muy cansado físicamente y no pueda continuar. (Esto se puede evitar si hay otra persona presente con la que se pueda turnar aproximadamente cada 5 series de RCP (2 minutos). Además, si el proveedor de primeros auxilios está solo, podría considerar realizar RCP solo con compresión).

Desfibrilación

Cuando haya un DEA a disposición, utilícelo lo antes posible.

1. Encienda el DEA.
2. Coloque los electrodos sobre el tórax seco y desnudo de la persona (como se indica en los diagramas de los electrodos). Si es necesario, conecte los cables al DEA. Es posible que haya electrodos para uso pediátrico a disposición.
3. Manténgase alejado de la persona. Asegúrese de que ni usted ni nadie esté tocando a la persona. Diga: "¡Atrás!".
4. Permita que el DEA analice el ritmo cardíaco. El DEA indicará una de dos acciones:
• Mantenerse alejado y presionar el botón de descarga.
• No administrar descargas, sino RCP, comenzando con compresiones torácicas con los electrodos en su lugar.

Después de llevar a cabo alguna de las acciones, realice 5 series de RCP (2 minutos) a menos que la persona se mueva, comience a respirar o se despierte. Incluso si la persona se despierta, deje los electrodos del DEA puestos hasta que llegue el SEM.

Repita los pasos 3 y 4 de la desfibrilación hasta que la persona se mueva, comience a respirar o se despierte, o hasta que el SEM tome el control de la situación.

Apéndice A: Suministros de primeros auxilios

Los suministros de un botiquín de primeros auxilios deben personalizarse para incluir los artículos que se podrán llegar a utilizar, incluidos los medicamentos de venta libre (sin receta). Algunos medicamentos pierden su eficacia con el paso del tiempo, especialmente si ya se han abierto; verifique las fechas de vencimiento dos veces al año. Mantenga todos los medicamentos fuera del alcance de los niños y use recipientes de seguridad inviolables. Lea y siga todas las instrucciones para el uso adecuado de los medicamentos. En el caso de los botiquines de primeros auxilios que se utilizarán en lugares de trabajo, escuelas y espacios públicos, no incluya productos que se sepa que causan somnolencia (por ejemplo, antihistamínicos).

RESUMEN DEL APÉNDICE

❭ Suministros del botiquín de primeros auxilios

❭ Suministros del botiquín de primeros auxilios para lugares de trabajo

Suministros del botiquín de primeros auxilios

El botiquín de primeros auxilios ideal no existe; incluya elementos para tratar las lesiones y enfermedades repentinas que pueda llegar a encontrar (TABLA A-1). No llene el botiquín de primeros auxilios con artículos que no sepa cómo usar.

TABLA A-1 Elementos de ejemplo para un botiquín de primeros auxilios

Artículos para el control de hemorragias	
Guantes desechables para exámenes médicos (sin látex, se recomienda que sean de nitrilo)	Ayudan a evitar el contacto con sangre infectada, fluidos corporales o elementos contaminados
Apósito hemostático para heridas	Úselo solamente cuando la presión directa no sea suficiente para controlar el sangrado
Torniquete	Úselo solamente cuando la presión directa no sea suficiente para controlar el sangrado en extremidades
Artículos para el cuidado de heridas	
Desinfectante de manos con alcohol (botella pequeña)	Limpia las manos y el área alrededor de la herida (no el interior de la herida)
Crema antibiótica (p. ej., Polysporin, Neosporin, Crema antibiótica triple con bacitracina)	Previene las infecciones de la piel asociadas con heridas superficiales y ayuda a evitar que los apósitos se peguen a la herida
Cinta médica (p. ej., cinta de papel microporoso) (1 y 2 pulgadas [3 y 5 cm])	Cubre ampollas
Cinta elástica (p. ej., Elastikon) (2 y 4 pulgadas [5 y 10 cm])	Cubre heridas y ampollas
Apósito cicatrizante de ampollas (p. ej., Spenco 2nd Skin) (1 y 3 pulgadas [3 y 7 cm])	Cubre heridas y ampollas

(continúa)

TABLA A-1   Elementos de ejemplo para un botiquín de primeros auxilios *(continúa)*

Vendas adhesivas (1 × 3 pulgadas [3 × 7 cm] y otros tamaños)	Cubre heridas leves
Apósitos de gasa estériles (3 × 3 pulgadas y 4 × 4 pulgadas [7 × 7 y 10 × 10 cm]; en envoltorios individuales)	Cubre heridas
Apósitos antiadherentes (3 × 4 pulgadas [7 × 10 cm])	Cubre quemaduras, ampollas y raspaduras
Venda de gasa autoadhesiva en rollo (2, 3 y 4 pulgadas [5, 7 y 10 cm] de ancho)	Mantiene los apósitos en su lugar
Apósitos estériles para traumas (5 × 9pulgadas, 8 × 10 pulgadas [13 × 23 cm, 20 × 25 cm])	Cubre heridas grandes
Venda triangular (40 × 40 × 56 pulgadas [102 × 102 × 142 cm])	Se pueden usar dos vendas triangulares para hacer un cabestrillo y una faja. Si se dobla, puede servir para mantener vendajes y entablillados en su lugar.
Almohadillas estériles para ojos	Cubra ambos ojos para evitar que se muevan, incluso si solo uno está lesionado
Artículos para el cuidado de huesos, articulaciones y músculos	
Compresa fría (instantánea y desechable)	Úsela para tratar esguinces, luxaciones, fracturas y picaduras de insectos cuando no haya hielo a disposición
Férula (acolchada y maleable, como una férula SAM)	Úsela para tratar esguinces, luxaciones, fracturas y picaduras de insectos cuando no haya hielo a disposición
Vendaje elástico (3 pulgadas [7 cm] de ancho)	Proporciona compresión para reducir la inflamación de las lesiones articulares
Bolsas de plástico (sellables)	Sirven para colocar hielo para aplicar sobre picaduras de insectos y lesiones en huesos, articulaciones y músculos; sirven para colocar garrapatas incrustadas después de su extracción
Medicamentos sin receta (de venta libre) *Mantenga todos los medicamentos fuera del alcance de los niños y use recipientes de seguridad inviolables. Lea todas las etiquetas de los medicamentos y utilícelos únicamente según sus instrucciones. En escuelas y lugares de trabajo, a menudo está prohibido administrar medicamentos por vía oral; verifique las políticas y las regulaciones locales.*	
Pastillas de glucosa	Sirven para tratar la hipoglucemia (nivel bajo de azúcar en sangre)
Paracetamol (p. ej., Tylenol)	Trata el dolor y la fiebre
Ibuprofeno (p. ej., Advil)	Trata el dolor, la fiebre y la inflamación
Aspirina (p. ej., Motrin)	Sirve para tratar el dolor, la fiebre y la inflamación; se puede usar si se sospecha de ataque cardíaco. **NO** les dé aspirina a los niños
Antihistamínico (p. ej., Benadryl) *Advertencia:* Los botiquines de primeros auxilios que se utilizarán en lugares de trabajo, escuelas y espacios públicos no deben incluir productos que se sepa que causan somnolencia	Alivia los síntomas de alergia; trata la picazón y el sarpullido por hiedra venenosa o roble; reduce las náuseas y el mareo por movimiento; provoca somnolencia e induce el sueño

Crema de hidrocortisona, 1 %	Alivia la picazón y las reacciones en la piel, incluidas las erupciones asociadas con mordeduras y picaduras de insectos, hiedra venenosa y roble, además de otras erupciones cutáneas. Puede no ser eficaz para el tratamiento de algunas afecciones.
Gel de aloe vera (100 % gel)	Alivia las quemaduras solares o la congelación superficial
Sobres de bebidas deportivas (p. ej., Gatorade, Powerade)	Sirven para tratar el estrés por calor, la deshidratación y la intoxicación por agua cuando se ha ingerido demasiada agua y se ha agotado el sodio del cuerpo
Pastillas antiácidas (p. ej., Tums y Rolaids)	Sirven para tratar la acidez estomacal y la indigestión (malestar estomacal)
Pastillas antidiarreicas (p. ej., Pepto-Bismol e Imodium A-D)	Sirven para tratar la diarrea
Laxantes/pastillas contra el estreñimiento (p. ej., Metamucil)	Sirven para tratar la constipación
Equipo	
Dispositivo de barrera respiratoria para reanimación cardiopulmonar (RCP) (con válvula unidireccional)	Protege contra posibles infecciones durante la RCP
Tijeras (varios tipos disponibles)	Para cortar apósitos, vendajes y prendas
Pinzas (punta en ángulo)	Para eliminar astillas y garrapatas
Alfileres de seguridad (2 pulgadas [5 cm] de largo)	Sirven para crear un cabestrillo a partir del dobladillo de una camisa o manga, asegurar los apósitos y drenar las ampollas
Manta de emergencia (por ejemplo, bolsas de residuo de uso doméstico de polietileno de tamaño grande, manta isotérmica de Mylar, aunque puede romperse con el viento)	Protege contra la pérdida de calor corporal y el clima (viento, lluvia y nieve)
Guía de primeros auxilios y RCP (folleto de primeros auxilios de Jones & Bartlett Learning)	Para usar como referencia rápida durante una emergencia y para la revisión de los procedimientos de primeros auxilios.

© Jones & Bartlett Learning.

Suministros del botiquín de primeros auxilios para lugares de trabajo

Cuando no haya un centro médico cerca de un lugar de trabajo, la Administración de Seguridad y Salud Ocupacional (OSHA) establece que el lugar de trabajo debe contar con los suministros adecuados, además de una o más personas en el lugar de trabajo que estén debidamente capacitadas para brindar primeros auxilios a los empleados lesionados. Ni la norma general para la industria de OSHA 1910.151 ni su norma para la construcción 1926.50 establecen que se incluyan elementos específicos en el botiquín de primeros auxilios para los lugares de trabajo.

OSHA hace referencia a los *Requisitos mínimos para los botiquines de primeros auxilios en lugares de trabajo*, Z308.1-2015, del Instituto Nacional Estadounidense de Estándares (ANSI, por sus siglas en inglés). Los suministros recomendados, y sus cantidades, tamaños o volúmenes se indican en la TABLA A-2.

Hay dos clases de botiquines de primeros auxilios que se identifican como Clase A y Clase B. Los botiquines de Clase A contienen suministros para el tratamiento de las lesiones más comunes en lugares

TABLA A-2 Elementos mínimos recomendados para un botiquín de primeros auxilios para lugares de trabajo

Equipo	Clase A cantidad mínima	Clase B cantidad mínima
Vendas adhesivas (1 × 3 pulgadas [2,5 × 7 cm] y otros tamaños)	16	50
Cinta adhesiva (1 pulgada [3 cm] de ancho, 2,5 yardas [2,3 m] en total)	1 rollo	2 rollos
Crema antibiótica	10 paquetes	25 paquetes
Hisopos/paños antisépticos	10 paquetes	50 paquetes
Dispositivo de barrera respiratoria (mascarilla con válvula unidireccional)	1	1
Apósitos para quemaduras (impregnados en gel; 4 × 4 pulgadas [10 × 10 cm])	1 paquete	2 paquetes
Tratamiento para quemaduras (1/32 oz [1 g])	10 paquetes	25 paquetes
Compresa fría (instantánea, desechable; 4 × 5 pulgadas [10 × 12,5 cm])	1	2
Cubierta protectora para los ojos (con medios de fijación, 3 pulgadas cuadradas [7,5 cm cuadrados])	2	2
Lavado de ojos/piel	Botella de 1 oz (30 ml)	Botella de 4 oz (118 ml)
Guía de primeros auxilios, RCP y DEA (folleto de Jones & Bartlett Learning)	1	1
Desinfectante de manos (60 % de alcohol)	6 paquetes o 1 botella pequeña	10 paquetes o 2 botellas pequeñas
Guantes para exámenes médicos (sin látex, se recomienda que sean de nitrilo; tamaño grande)	2 pares	4 pares
Vendaje de gasa en rollo (2 pulgadas [5 cm] de ancho, 4 yardas en total)	1	2
Vendaje de gasa en rollo (4 pulgadas [10 cm] de ancho, 4 yardas en total)	0	1
Tijeras	1	1
Férula (p. ej., férula SAM, 4 × 24 pulgadas [10 × 61 cm])	0	1
Apósitos de gasa estériles (3 × 3 pulgadas [7,5 × 7,5 cm])	2	4
Apósitos estériles para traumas (5 × 9 pulgadas [13 × 23 cm])	2	4
Torniquete (1 pulgada [2,5 cm] de ancho)	0	1
Venda triangular (40 × 40 × 56 pulgadas [102 × 102 × 142 cm])	1	2

Nota: Los medicamentos sin receta (de venta libre) pueden incluirse en los botiquines de primeros auxilios si vienen en envases de dosis única a prueba de manipulaciones y llevan etiquetas de acuerdo con las regulaciones de la FDA. Los medicamentos sin receta (de venta libre) no deben contener ingredientes que se sepa que causan somnolencia. Lea todas las etiquetas y utilícelos únicamente según las instrucciones.

de trabajo (por ejemplo, heridas y quemaduras leves, y esguinces). Los botiquines de clase B contienen suministros para el tratamiento de lesiones en lugares de trabajo grandes con un entorno complejo o de alto riesgo (por ejemplo, fábricas, almacenes y espacios al aire libre).

Para cumplir con las normas ANSI/ISEA Z308.1 que indica OSHA, ni los trabajadores ni los empleadores pueden eliminar elementos de los mínimos requeridos que se enumeran en la Tabla A-2, pero sí pueden añadir otros. OSHA recomienda a los empleadores que también consideren contar con un desfibrilador externo automático (DEA) en el lugar de trabajo.

Apéndice B: Rescates, traslados de emergencia y prioridades

Rescates de emergencia

Antes de un rescate de emergencia, evalúe la escena.

- ¿Se observan riesgos graves?
- ¿Cuántas personas están involucradas?
- ¿Qué sucedió?
- ¿Hay otras personas presentes que puedan ayudar?

Si se observan riesgos en la escena, **NO** intente realizar tareas de rescate. Llame al número de emergencia local. Muchos tipos de rescates requieren entrenamiento y equipo especiales.

RESUMEN DEL APÉNDICE

❯ Rescates de emergencia

❯ Traslados de emergencia

❯ Prioridades en caso de múltiples heridos

Qué buscar	Qué hacer
Agua	Pruebe los siguientes métodos en este orden: 1. Desde la orilla, trate de alcanzar a la persona con un palo, una vara larga u otro objeto similar. 2. Arrójele cualquier cosa que flote (p. ej., una jarra plástica vacía, un trozo de madera). 3. Reme hacia la persona, si hay un bote disponible. Use un dispositivo de flotación personal (DFP). 4. Acuda a rescatar a la persona solo si es un nadador entrenado con capacitación en procedimientos para salvar vidas en el agua. Use una toalla, un salvavidas o una tabla para que la persona pueda tomarse del objeto. **NO** deje que la persona se tome de usted. **NO** entre al agua si no está entrenado. Los rescatistas no preparados que entran al agua corren el riesgo de morir.
Hielo	1. Si está cerca de la orilla, trate de alcanzar a la persona con un palo o arroje una cuerda con un objeto que flote (como un salvavidas). 2. Si no puede hacerlo, y está seguro y tiene conocimiento sobre la seguridad de las condiciones del hielo, acuéstese sobre el hielo y arrastre una escalera, una tabla u otro objeto similar de modo que quede delante de usted.
Electricidad	1. La electricidad de alta tensión requiere la intervención de personal entrenado. 2. Si está en el interior, apague la electricidad.
Accidente automovilístico	1. Estacione en un lugar seguro. 2. Encienda las luces intermitentes. 3. Coloque bengalas o reflectores de 75 a 150 m (250 a 500 pies) detrás del lugar donde se produjo el choque. **NO** use bengalas si existe la posibilidad de que los vehículos derramen líquidos inflamables. 4. Si es seguro hacerlo, asegúrese de que todos los vehículos estén apagados, estacionados **y** con el freno de estacionamiento puesto.

Qué buscar	Qué hacer
Fuego	Utilice el mnemónico **RACE** para recordar qué hacer: **R** = **R**escatar. Evacúe a todas las personas del edificio y del área rápidamente. Ayude a las personas en peligro inmediato a llegar a un lugar seguro. **A** = **A**lertar. Llame al número de teléfono de emergencia para informar sobre el incendio. Si el edificio tiene un sistema de alarma, active la alarma contra incendios más cercana. Tenga en cuenta que tanto **R** como **A** se pueden hacer al mismo tiempo. **C** = **C**ontrolar. Si se puede hacer de manera segura, evite que el fuego se propague cerrando puertas y ventanas. **NO** trabe las puertas y las ventanas. **E** = **E**xtinguir. Si no es peligroso y sabe cómo hacerlo, busque y use el extintor de incendios más cercano. Solo debe usar un extintor de incendios para combatirlo usted mismo si el incendio es pequeño y si su propia ruta de escape está despejada.
Materiales peligrosos	1. Manténgase fuera del área. 2. Si está fuera, colóquese contra el viento.
Espacio confinado (un área que carece de aire fresco; puede haber vapores tóxicos)	Solo deben ingresar al área las personas que hayan recibido capacitación y tengan el equipo adecuado.

© Jones & Bartlett Learning.

Traslados de emergencia

Como proveedor de primeros auxilios, rara vez necesitará trasladar a una persona lesionada, ya que la mayoría de las personas lesionadas pueden hacerlo por sí mismas. En el caso de lesiones graves, la mejor decisión suele ser esperar a que lleguen los servicios e emergencias médicas (SEM). Traslade a una persona solo si existe un peligro inmediato (consulte la TABLA B-1 y la **FIGURA B-1** a la **FIGURA B-12**), como los siguientes:

- Un incendio o peligro de incendio
- Presencia de explosivos u otros materiales peligrosos
- Incapacidad para proteger a la persona de los peligros de la escena
- Incapacidad para acceder a otras personas que necesitan atención para salvar su vida (p. ej., accidente automovilístico)

También puede haber situaciones en las que deba trasladar a la persona para proporcionarle primeros auxilios (consulte el **DIAGRAMA DE FLUJO B-1**), como los siguientes:

- Hacer reanimación cardiopulmonar (RCP), donde se requiere que la superficie sea firme y plana
- Usar un desfibrilador externo automático (DEA), donde generalmente se requiere que el área esté seca. **NO** use un DEA en el agua.
- Colocar a una persona inconsciente que respira en la posición de recuperación
- Colocar a una persona para tratar un shock

Entre las precauciones para el traslado de una persona se incluyen las siguientes:

- **NO** mueva a una persona a menos que sea absolutamente necesario (p. ej., la persona corre un peligro inmediato o debe ser trasladada a un refugio mientras se espera la llegada del servicio de emergencias médicas).
- **NO** empeore el estado de una lesión al mover a la persona.

TABLA B-1 Traslados en rescates de emergencia

Métodos de traslado con dos proveedores de primeros auxilios	Cuándo usarlo
FIGURA B-1 Asistencia de dos personas. 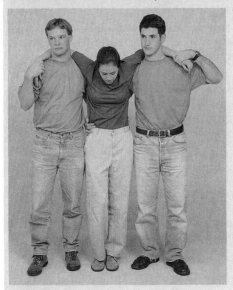 © Jones & Bartlett Learning. Cortesía de MIEMSS.	Se usa cuando la persona tiene las piernas lesionadas.
FIGURA B-2 Transporte en silla de dos manos. 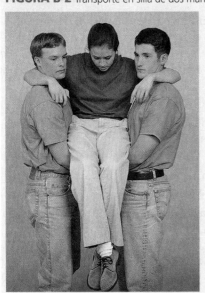 © Jones & Bartlett Learning. Cortesía de MIEMSS.	Se usa cuando no hay equipo a disposición y la persona no puede caminar pero puede usar los brazos para tomarse de ambos proveedores de primeros auxilios.

Métodos de traslado con dos proveedores de primeros auxilios	Cuándo usarlo
FIGURA B-3 Transporte por las extremidades. 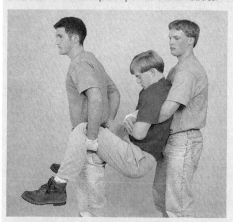 © Jones & Bartlett Learning. Cortesía de MIEMSS.	Se usa cuando no hay equipo a disposición y la persona no puede caminar y tampoco puede usar los brazos para tomarse de ambos proveedores de primeros auxilios.
FIGURA B-4 Transporte en silla. 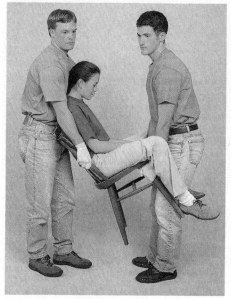 © Jones & Bartlett Learning. Cortesía de MIEMSS.	Se utiliza en espacios estrechos o para subir o bajar escaleras cuando hay una silla resistente a disposición.

(continúa)

TABLA B-1 Traslados en rescates de emergencia *(continúa)*

Métodos de traslado con un solo proveedor de primeros auxilios	Cuándo usarlo
FIGURA B-5 Muleta humana. 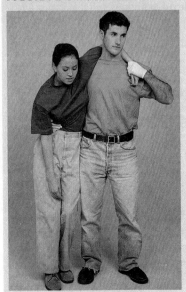 © Jones & Bartlett Learning. Cortesía de MIEMSS.	Se usa cuando la persona tiene las piernas lesionadas.
FIGURA B-6 Transporte en brazos. 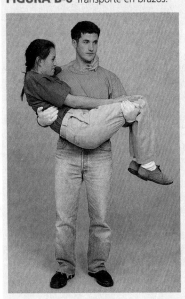 © Jones & Bartlett Learning. Cortesía de MIEMSS.	Se usa para trasladar a niños y adultos livianos que no pueden caminar.

Métodos de traslado con un solo proveedor de primeros auxilios	Cuándo usarlo
FIGURA B-7 Transporte a cuestas. 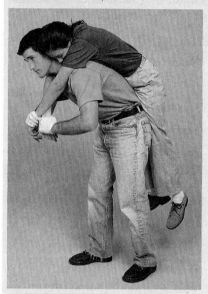 © Jones & Bartlett Learning. Cortesía de MIEMSS.	Se usa en distancias largas cuando resulta poco seguro para el proveedor de primeros auxilios cargar sobre el hombro a una persona con lesiones.
FIGURA B-8 Transporte a caballo. 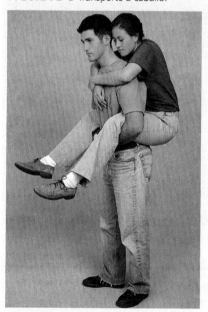 © Jones & Bartlett Learning. Cortesía de MIEMSS.	Se usa cuando la persona no puede caminar pero puede usar los brazos para tomarse del proveedor de primeros auxilios.

(continúa)

TABLA B-1 Traslados en rescates de emergencia *(continúa)*

Métodos de traslado con un solo proveedor de primeros auxilios	Cuándo usarlo
FIGURA B-9 Transporte de bombero. 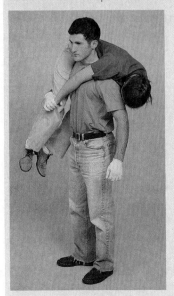 © Jones & Bartlett Learning. Cortesía de MIEMSS.	Se usa en distancias largas cuando el proveedor de primeros auxilios puede cargar a la persona en el hombro.
FIGURA B-10 Arrastre por las axilas. 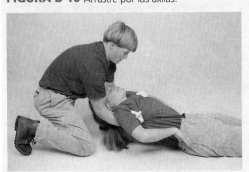 © Jones & Bartlett Learning. Cortesía de MIEMSS.	Se usa en distancias cortas sobre superficies rugosas.
FIGURA B-11 Arrastre por los tobillos. 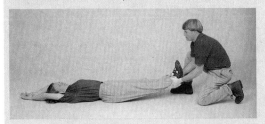 © Jones & Bartlett Learning. Cortesía de MIEMSS.	Se usa en distancias cortas sobre superficies lisas.

Métodos de traslado con un solo proveedor de primeros auxilios	Cuándo usarlo
FIGURA B-12 Arrastre con manta.	Se usa en distancias cortas.

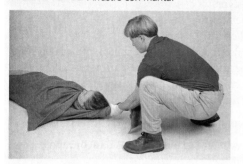

© Jones & Bartlett Learning.

Diagrama de flujo **B-1** Traslados en rescates de emergencia

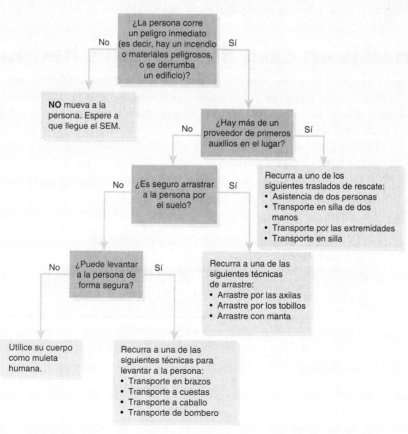

¿La persona corre un peligro inmediato (es decir, hay un incendio o materiales peligrosos, o se derrumba un edificio)?

No → **NO** mueva a la persona. Espere a que llegue el SEM.

Sí → ¿Hay más de un proveedor de primeros auxilios en el lugar?

No → ¿Es seguro arrastrar a la persona por el suelo?

Sí → Recurra a uno de los siguientes traslados de rescate:
- Asistencia de dos personas
- Transporte en silla de dos manos
- Transporte por las extremidades
- Transporte en silla

No → ¿Puede levantar a la persona de forma segura?

Sí → Recurra a una de las siguientes técnicas de arrastre:
- Arrastre por las axilas
- Arrastre por los tobillos
- Arrastre con manta

No → Utilice su cuerpo como muleta humana.

Sí → Recurra a una de las siguientes técnicas para levantar a la persona:
- Transporte en brazos
- Transporte a cuestas
- Transporte a caballo
- Transporte de bombero

© Jones & Bartlett Learning.

- **NO** mueva a una persona que pueda tener una lesión en la columna a menos que sea absolutamente necesario debido a otros factores que amenacen su vida, como un incendio o una amenaza de incendio, materiales peligrosos o explosivos.
- **NO** mueva a una persona a menos que sepa a dónde llevarla.
- **NO** mueva a una persona sin estabilizar la parte del cuerpo lesionada.
- **NO** mueva a una persona cuando pueda enviar a alguien a buscar ayuda. Espere junto a la persona.
- **NO** intente mover solo a una persona si hay otras personas a disposición para ayudar.
- **NO** ingrese a ciertas áreas peligrosas (p. ej., un espacio confinado donde haya gases o vapores) a menos que haya recibido capacitación y tenga el equipo adecuado.

Cuando levante a una persona, utilice las técnicas adecuadas para no lesionarse:

- Conozca sus capacidades. **NO** intente manipular pesos demasiado elevados o incómodos; busque ayuda.
- Sujétese de forma segura. Utilice la mayor superficie de las palmas posible.
- Flexione las rodillas para usar la fuerza de los músculos de los muslos y las glúteos.
- Mantenga los brazos cerca del cuerpo y los codos flexionados.
- Separe los pies al ancho de los hombros para mantener el equilibrio, colocando uno delante del otro.
- Al levantar a la persona, manténgala cerca de su cuerpo.
- Mientras la levanta, **NO** gire la espalda; gire con los pies.
- Levante y transporte a la persona lentamente, al mismo ritmo que el otro rescatista.
- Antes de mover a una persona, explíquele lo que está haciendo.

Prioridades en caso de múltiples heridos

Las situaciones en las que se requiere prestar primeros auxilios suelen involucrar a una sola persona. Rara vez se encontrará en una situación a gran escala que involucre a más de una persona que necesite atención. Tales situaciones pueden parecer comunes ya que, cuando ocurren, suelen informarse en los medios de comunicación (TABLA B-2).

Cuando haya muchas personas lesionadas, utilice el proceso denominado "triaje" (palabra francesa que significa "clasificar") para distinguir entre:

- Personas que necesitan recibir atención inmediata para el tratamiento de uno de los tres factores mortales: vías respiratorias bloqueadas, hemorragia grave y shock

TABLA B-2 Ejemplos de desastres que involucran a varias personas

Desastres naturales	Desastres causados por el hombre
Terremotos	Accidentes de tránsito
Tornados	Accidentes aéreos
Huracanes	Descarrilamientos de trenes
Inundaciones	Disturbios o ataques terroristas
Rayos	Tiroteos masivos
Olas de calor	Explosiones

TABLA B-3 Categorías del triaje

Categoría	Descripción
Dar prioridad	La persona tiene lesiones potencialmente mortales (vías respiratorias bloqueadas, hemorragia grave o shock) que exigen actuar de forma inmediata para salvar su vida.
Posponer	La vida de la persona no corre peligro. Es posible que necesite tratamiento, pero su atención se puede postergar mientras se clasifica a otras personas.
Fallecido	La persona no respira después de la desobstrucción de las vías respiratorias. Es posible que no haya tiempo ni personas disponibles para realizar RCP si hay otras personas que necesitan ayuda inmediata. Algún voluntario del grupo de los heridos que pueden caminar podría realizar RCP solo con compresión, o RCP, si está capacitado.
	Una excepción a la regla de "ignorar a las personas fallecidas" para tratar a los heridos con lesiones moderadas o graves aplica cuando un rayo alcanza a varias personas; en ese caso, se debe hacer resucitación cardiopulmonar a las personas que permanezcan inmóviles y parezcan estar muertas antes de ayudar a las personas de otras categorías.

© Jones & Bartlett Learning.

- Personas que pueden esperar para recibir atención hasta que las demás personas hayan sido evaluadas
- Personas fallecidas

La intención del triaje es hacer el mayor bien a la mayor cantidad de personas. Algunas personas se encuentran en mayor necesidad de recibir atención de emergencia que otras. Otras personas tendrán que esperar. El triaje es especialmente eficaz en situaciones en las que:

- Hay más personas heridas que proveedores de primeros auxilios y rescatistas
- El tiempo es crítico

Categorías del triaje

Existe una variedad de sistemas de triaje. El que se presenta aquí describe los principios de todos los sistemas. Durante el triaje, debe evaluar y clasificar a cada persona lesionada en una de tres categorías (consulte la TABLA B-3).

Si bien el personal de SEM puede tener cintas, tarjetas o etiquetas para identificar a las personas según su categoría, usted rara vez tendrá estos elementos. Sin embargo, puede improvisar (p. ej., escribir sobre una cinta adhesiva y pegarla en la frente o la muñeca de la persona). Después del triaje, lleve a los heridos, según su categoría, a un centro médico, si es posible, o a un área designada para que reciban tratamiento médico.

Realización del triaje

Paso 1: Realice una clasificación oral diciendo: "Si pueden caminar, acérquense adonde estoy". Las personas que pueden levantarse y caminar rara vez tienen lesiones que pongan en riesgo su vida. No fuerce a una persona a moverse si se queja de dolor. Las personas que pueden caminar se pueden clasificar en la categoría "Posponer". Diríjalos a un área segura designada, y pídales que se sienten y que permanezcan juntos. Si necesita más ayuda, puede preguntar si alguien del grupo puede ofrecerse como voluntario.

Paso 2: Comience a observar a todas las personas que no se levantaron y no caminaron hacia usted. Empiece por la persona que tenga más cerca. Acérquese rápidamente a cada persona y clasifíquela según su necesidad de atención. Identifique a todas las personas como "Dar prioridad", "Posponer" o "Fallecido". **NO** se detenga para tratar a nadie durante el triaje, excepto para desobstruir rápidamente las vías respiratorias y controlar hemorragias graves.

Al realizar el triaje como se describe en el **DIAGRAMA DE FLUJO B-2**:

- Si una persona no pasa una de las evaluaciones (o verificaciones), identifíquela con la frase "Dar prioridad".
- Si una persona pasa todas las evaluaciones (o verificaciones), identifíquela con la frase "Posponer".
- Todas las personas tienen que estar identificadas

Diagrama de flujo B-2 Prioridades en caso de múltiples heridos

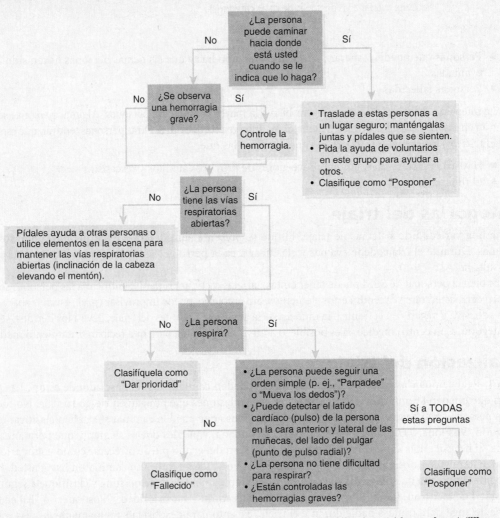

Datos del sistema SALT, triaje para eventos con múltiples víctimas, de los Centros para el Control y la Prevención de Enfermedades (CDC), y del Equipo Comunitario de Respuesta en Emergencias (CERT, por sus siglas en inglés) del Departamento de Seguridad Nacional.

Índice

Nota: número de página seguidos por "*f*" y "*t*" se refieren a figuras y tablas respectivamente.